dtv

Gehörbildung ist für alle, die sich näher mit Musik befassen, ein aktuelles Thema. Doch wie betreibt man sie, um zu einem möglichst sinnvollen Ergebnis zu kommen? Vor allem Studierende an Hochschulen, aber auch Musiker und musizierende Laien beschäftigt stets von neuem diese Frage, ohne daß der einzelne für sich in der Regel eine befriedigende Antwort fände. Clemens Kühn gibt in dem vorliegenden Buch für die Gehörbildung im Selbststudium methodisch durchdachte Anleitungen, Übungen und Arbeitshilfen mit dem Ziel, daß musikalische Zusammenhänge hörend erfaßt werden können. Er nennt die Bedingungen, unter denen eine solche Schulung geleistet werden kann, erläutert die Konzeption, nach der er vorgeht, und führt den Benutzer Schritt für Schritt von Einzeltönen und Intervallen über Akkorde und Melodien zum homophonen Satz und schließlich zum Lesen und Hören von Kompositionsabschnitten und vollständigen Werken. Singen, spielen, schreiben, hören sind die dabei erforderlichen Tätigkeiten, die gemeinsam mit uneingeschränkter Konzentration für ein positives Ergebnis zusammenwirken müssen.

*Clemens Kühn,* 1945 in Hamburg geboren, studierte dort Schulmusik, Germanistik, Musiktheorie und Komposition. 1978 wurde er Professor für Musiktheorie an der Hochschule der Künste in Berlin, 1988 wechselte er an die Hochschule für Musik in München. Seit 1978 ist Kühn Mitherausgeber und Schriftleiter der Zeitschrift ›Musica‹ (Bärenreiter). Außer den sehr erfolgreichen Standardwerken ›Musiklehre‹ (1981), ›Formenlehre der Musik‹ (1987) und ›Analyse lernen‹ (1993) schrieb er für Fachzeitschriften und Lexika zahlreiche Artikel zur Musiktheorie, Analyse und Neuen Musik.

Clemens Kühn

# Gehörbildung im Selbststudium

Deutscher Taschenbuch Verlag

Von Clemens Kühn
ist im Deutschen Taschenbuch Verlag erschienen:

Formenlehre der Musik (4460)
und im Bärenreiter-Verlag:
Analyse lernen (BVK 1154)

Zugeeignet Regina Krakau, Ralf Meißner und Ulrich Schreiber – in Erinnerung an jene Gruppe, mit der die gemeinsame Arbeit an Musik eine besondere Lust war.

Originalausgabe
1. Auflage Januar 1983 (dtv 10073)
3. erweiterte Auflage Juni 1985
8. Auflage April 1997
Gemeinschaftliche Ausgabe:
Deutscher Taschenbuch Verlag GmbH & Co. KG,
München, und
Bärenreiter-Verlag Karl Vötterle GmbH & Co. KG,
Kassel · Basel · London · New York · Prag

Umschlagkonzept: Balk & Brumshagen
Umschlagfoto: © Bavaria Bildagentur
Satz und Noten: Bärenreiter, Kassel
Druck und Bindung: C. H. Beck'sche Buchdruckerei,
Nördlingen
Printed in Germany · ISBN 3-423-30047-7 (dtv)
ISBN 3-7618-0760-0 (Bärenreiter)
ISMN M-006-30682-4

# INHALT

# GRUNDSÄTZE

## Gehörbildung allein?

»Man bedenke einmal«, so der Stoßseufzer eines Kollegen, »was es kostet, wenn ein Hochschullehrer eine Quinte anschlägt.« Daß es Studienanfängern (und nicht nur ihnen) meist schon schwerfällt, einzelne Intervalle hörend aufzufassen, gehört zu den Wirklichkeiten des Hochschulalltags. Daß darum das Fach »Gehörbildung« sich oft semesterlang mit elementaren Übungen zu bescheiden hat – dem bloßen Erkennen von Intervallen, Skalen, Dreiklängen, Septakkorden –, ist die bedrückende Folge: belastend für den Schüler, dem solches Training musikfern erscheinen muß, wie für den Lehrer, der gern Sinnvolleres anbieten würde als immer wieder angeschlagene Quinten. (Die nicht seltene Konsequenz, daß Zwischen- oder Abschlußprüfungen – nur in flotterem Tempo – denselben elementaren Stoff abfragen wie die Aufnahmeprüfung, grenzt ans Groteske.)

Die Fähigkeit, ein Intervall oder einen Sextakkord sicher erkennen und benennen zu können, ist Voraussetzung für das hörende Erfassen musikalischer Zusammenhänge: Die Bewältigung des Ganzen setzt die Beherrschung des Details voraus. Doch gilt es, nicht nur den hochschulischen Unterricht zumindest von der lähmenden Fixierung auf elementare Hörübungen wenn nicht zu befreien, so doch zu entlasten. Bei der relativ kurzen Ausbildungszeit – »Gehörbildung« wird in der Regel 4 bis 6 Semester lang mit nur 1 Wochenstunde unterrichtet – ist das ein Problem. (Die übliche Isolierung dieses Faches, als abgehobene Einzeldisziplin gleichsam in einem luftleeren Raum angesiedelt, kommt erschwerend hinzu.) Immer wieder, nicht erst zu Prüfungszeiten, wird darum von Studenten selbst die Frage gestellt, ob und wie man für sich selbst Gehörbildung treiben könne – Zeichen sowohl für die Unzufriedenheit mit den eigenen Hörproblemen schon bei einfachen Aufgaben wie auch für die Überzeugung von dem Rang dieser Disziplin.

Kann Gehörbildung auch im Selbststudium geleistet werden? Bislang existiert keine Anleitung dazu. Es gibt hervorragende Lehrbücher*, reich an musikalischen Beispielen und methodischen Ideen; sie alle aber sind für die Hand des Lehrers bestimmt und bedürfen der Konstellation Lehrer – Schüler. Nur selten sind jedoch im Studienalltag eine Gruppe oder zumindest ein Einzelner greifbar, mit denen man sich außerhalb des Unterrichts an diesem Stoff üben kann. Auf sich allein verwiesen, scheinen zwei Dinge – die Bekanntheit der selbstgestellten Aufgabe und der Mangel an Kontrolle – Hindernisse zu sein: Greife ich am Klavier eine Quinte, weiß ich sie sogleich, schreibe ich eine Melodie auf, muß ich deren Richtigkeit nachprüfen können. Soll private Gehörbildung (unabhängig vom und zusätzlich zum regulären Unterricht) möglich und praktikabel sein – und das hat sich die vorliegende Schrift zum Ziel gesetzt –, muß sie also von Übungen ausgehen, die Selbstbetrug ausschließen und Eigenkontrolle gewährleisten. Kaum zu entbehren ist für derartige Übungen allerdings ein Tasteninstrument. Doch ist auch derjenige nicht auszuschließen, der nicht darüber verfügt; viele Aufgaben sind daher auch mit Hilfe eines Melodieinstruments zu bewältigen.

Die Ausbildung der Hörfähigkeit ist kein Reservat der Hochschulen. Diese Übungen sind jedem zugänglich und nütze. Daß hier von der hochschulischen Situation ausgegangen wurde, zeigt gerade umgekehrt die Dringlichkeit, frühzei-

* Roland Mackamul, Lehrbuch der Gehörbildung, Band 1: Elementare Gehörbildung, Band 2: Hochschul-Gehörbildung, Kassel usw. [2]1975 bzw. 1970, Bärenreiter. – Monika Quistorp, Die Gehörbildung. Das Kernfach musikalischer Erziehung, Wiesbaden 1970, Breitkopf & Härtel; dieselbe, Übungen zur Gehörbildung, 3 Hefte, Wiesbaden 1974, Breitkopf & Härtel. – Hermann Grabner, Neue Gehörübung, Kassel usw. 1968, Bärenreiter. – Lars Edlund, Modus novus. Lehrbuch in freitonaler Melodielesung, Stockholm 1963, Nordiska Musikforlag. – Walter Kolneder, Singen. Hören. Schreiben. Eine praktische Musiklehre, Mainz 1963–1967, Schott. – Gustav Güldenstein, Gehörbildung für Musiker. Ein Lehrbuch, Basel und Stuttgart 1971, Schwabe & Co.

tig vorher mit Hörübungen zu beginnen. Dabei weisen die allgemeinen Bedingungen des Faches »Gehörbildung« der Konzeption solcher Übungen den Weg. Sich diese Bedingungen in Umrissen zu vergegenwärtigen, hilft Hintergrund, Sinn und Ziel der dann folgenden Aufgaben zu verstehen.

Bedingungen

1. Hörleistungen – dessen muß sich ebenso der privat Übende bewußt sein – sind auch von der seelischen Disposition abhängig. (Deswegen ist es gerade in dieser Disziplin menschenfeindlicher Unsinn, die Benotung aus der Momentaufnahme einer einzigen Prüfung zu gewinnen, statt den ganzen vorherigen Zeitraum zu berücksichtigen.)

Tage, an denen das Hören auch komplexer Zusammenhänge leicht fällt, können mit solchen wechseln, an denen man selbst vor vergleichsweise leichten Höraufgaben kapituliert. Der Fall des Absoluthörens (obgleich auch er Schwankungen unterliegt) sei ausgeklammert. Beim ungeübten, durchschnittlich trainierten und begabten Hörer jedoch, der nicht absolut hört, schlägt fast immer das persönliche Befinden durch und fördert oder hemmt das Hörvermögen.

In der Gehörbildungs-Gruppe wird dies meist noch verstärkt, da es schwer möglich ist, eine Gruppe aus Personen mit identischer Hörfähigkeit zusammenzustellen. Das Niveaugefälle kann nicht nur für das schwächste Glied zu einer erheblichen Belastung werden; die Angst, eine Aufgabe nicht so schnell und sicher wie ein anderer zu lösen oder gänzlich zu versagen, führt nicht selten zu einer krampfhaften Anspannung, die erst recht jedes hörende Erfassen vereitelt. (Und jeder kennt die Erfahrung, daß man durchaus Aufgaben bewältigt, die einem anderen gestellt sind, daß man aber – selbst frontal befragt – unsicher reagiert.)

2. Beidem – dem Konkurrenzdruck der Gruppe wie der seelischen Disposition des Einzelnen – kann, wenn auch nicht eben leicht, begegnet werden: der Gruppensituation durch eine

bewußt gelassene Atmosphäre und behutsame Ausbalancierung zwischen den Teilnehmern, der individuellen Situation schon durch das Wissen um sie (die Erkenntnis seelischer Bedingtheit soll nicht billiger Selbsttröstung dienen, aber eine grundsätzliche Lähmung des Hörens ausschließen). Schwieriger aber zu beseitigen ist jenes Hindernis, das nach meiner Erfahrung die gravierendste Hör-Barriere darstellt: der Mangel an Konzentration. Ob allein oder in der Gruppe: Jede Höraufgabe verlangt die volle, ungeteilte, nur auf diesen Gegenstand gerichtete Aufmerksamkeit. Schon der Wille zur Konzentration jedoch fällt den meisten außerordentlich schwer. In einer Zeit optischer wie akustischer Reizüberflutung unerhörten Ausmaßes verwundert dies nicht; für die eigene Hör- und Erlebnisfähigkeit und -intensität aber kann es tödlich sein. Das Abschalten äußerer oder gedanklicher Ablenkungen muß den Rückzug in sich selbst, genauer: auf das innere Ohr ermöglichen und freimachen. Das bedarf, ohne Lockerheit preiszugeben, der Anstrengung und, noch vor dem eigentlichen Hörvorgang, der willentlichen Übung: Unverkrampfte Konzentration ist einer der Schlüssel zur Hörfähigkeit.

3. Es wäre jedoch eine Verengung, die Bewältigung einer Höraufgabe lediglich als Akt puren Hörens anzusehen. Hören ohne Wissen – um es auf eine grobe Formel zu bringen – ist nicht denkbar. Der Zusammenhang mit, zum Teil sogar die Abhängigkeit von bestimmten Kenntnissen bedeutet für das Hören nicht nur eine Erleichterung, sondern ist auch bisweilen seine unabdingbare Voraussetzung. Vier Bereiche möchte ich ansprechen: die Beherrschung der Notenschrift; satztechnisches Wissen; das Zusammenwirken mit musikalischer Praxis; der Einfluß von Repertoire-Kenntnissen.

a) Ohne die Beherrschung der Notenschrift kann musikalisches Hören nicht funktionieren (will es sich nicht mit einer zweifelhaften »Sensibilisierung« bescheiden, der sich eine feinsinnige Differenzierung von Geräuschen oder bloßem »hoch« und »tief«, »hell« und »dunkel« verdankt). Denn das

Verhältnis von Hörvorgang und Vergegenwärtigung musikalischer Schrift, von Lesen und Hören ist wechselseitig: Das stumme Lesen einer Partitur läßt, zumindest partiell, Klangvorstellungen lebendig werden; umgekehrt schließt das Hören etwa einer Melodie, zumindest ebenso partiell, die gedankliche Vorstellung von deren schriftlicher Gestalt ein. Beides stellt sich für den Anfänger nicht von selbst ein. Die Übung aber in beidem ist unbedingt notwendig, weil Hören auf Konkretion angewiesen ist.

b) Das Wissen um satztechnische Regeln, Formeln oder Eigenarten kann das hörende Auffassen stützen. Paradigmatisch sei dies an einem Detail gezeigt. Die Lösung der Aufgabe, einen Choralsatz J. S. Bachs zu erfassen und zu notieren, profitiert von der Kenntnis der Stimmführungsregeln und harmonischer Progression. Schreibe ich, im Sinne der »übergeordneten Zweistimmigkeit« (Paul Hindemith), zunächst beispielsweise folgenden Sopran und Baß auf,

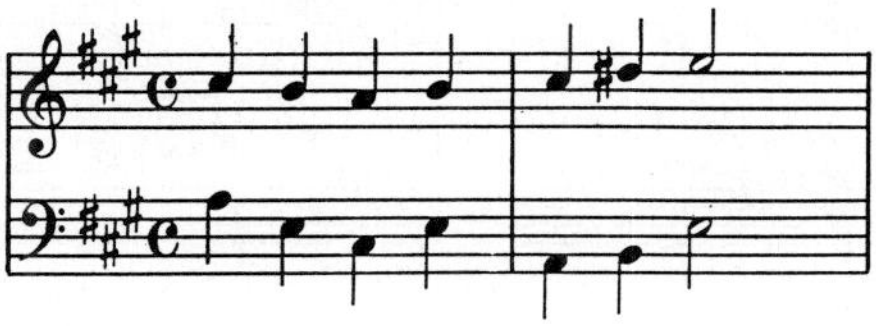

dann kann ich den Verlauf von Alt und Tenor, ohne auf sie überhaupt beim Hören geachtet zu haben, nahezu schlußfolgern – eine Vorwegnahme, die ihrerseits dann natürlich der Hörkontrolle bedarf.

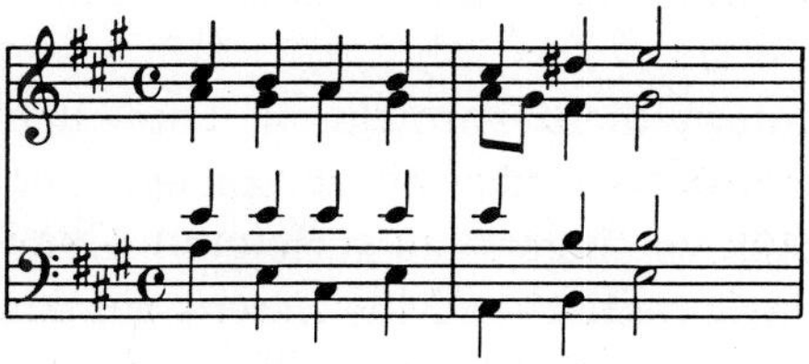

An den Schlußformeln von Zeilenenden läßt sich das Verfahren noch handgreiflicher machen. Stets sind sie kadenzierende

Wendungen, wenn nicht die vollständige Kadenz. Daß der Leitton, sofern im Alt oder Tenor gelegen, regulär weitergeführt wird,

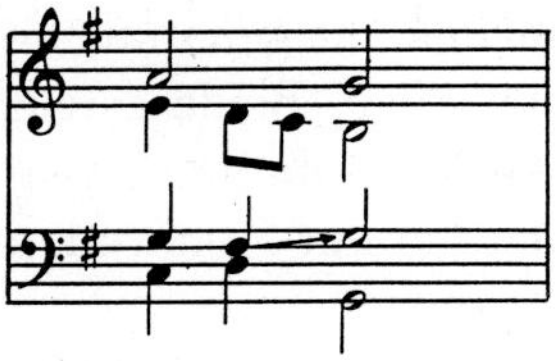

kommt bei Bach so gut wie nie vor. Die Regel ist bei ihm der zur Quinte oder Terz abspringende Leitton, wodurch ein vollständiger Tonika-Dreiklang garantiert wird. Als Formel gefaßt, ergeben sich daher lediglich drei Möglichkeiten, die in Bach-Chorälen stereotyp wiederkehren:

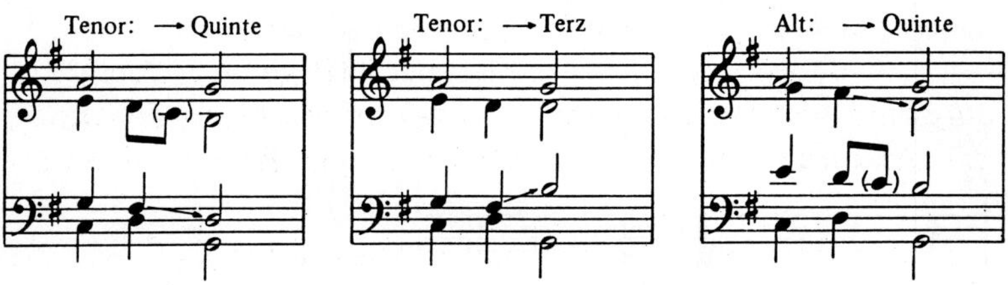


Durch hörende Kontrolle läßt sich unschwer die jeweils vorliegende Version erschließen. (Selbst bei einem Vorspiel auf dem Klavier; denn es ist mit nur wenig Übung möglich, sich auf eine Stimme zu konzentrieren, sie gleichsam reliefartig hervortreten zu lassen, während man die anderen Stimmen innerlich »wegfiltert«.)

c) Der Leser sei ermuntert, diese Formeln, in Dur- und Molltonarten bis zu vier ♯ und ♭, wiederholt zu spielen (und dabei auch jede einzelne Stimme singend zu verfolgen). Denn unverkennbar ist der Einfluß praktischen Musizierens auf das musikalische Hören. Ein Geiger, der ein Intervall bestimmen soll, »greift« – innerlich oder direkt sichtbar – dieses Intervall instinktiv auf einer imaginären Violine; ein Pianist, der eine

Akkordfolge bestimmen soll, vollzieht diese Folge instinktiv auf einem imaginären Klavier mit. Nicht nur der Kopf, auch die Finger »hören«: Das Hören konkretisiert sich – auch – in instrumentalpraktischen Vorstellungen, wie umgekehrt diese Vorstellungen auf das Hören zurückwirken. Höraufgaben am Instrument nachzuvollziehen oder – umgekehrt – das Instrumentalspiel mit Höraufgaben zu begleiten, ist deshalb von eminenter Wichtigkeit.

d) Auf der Basis eines schmalen Repertoires kann Hörfähigkeit nicht gedeihen. Andersherum formuliert: Wer viel und verschiedenartige Musik aufgenommen und verarbeitet hat, dem wird ihr hörendes Begreifen leichter fallen. Dies gilt selbst für elementare Aufgaben. Gewiß ist es möglich und auch notwendig, beispielsweise am isolierten Dominantseptakkord, seinen Umkehrungen und Auflösungen gleichsam abstrakte Hörübungen anzustellen. Doch bleibt dies demjenigen totes Training, der nicht die Funktion des Akkordes im musikalischen Kontext erfahren hat, oder hier jetzt genauer: der nicht aufgrund von Werkkenntnis um den unterschiedlichen Rang des Akkordes etwa in einem Choral von Bach und einem Klavierstück von Claude Debussy weiß.

Mehr noch ist ein breit gefächertes Repertoire für die »Höranalyse« zu fordern. Banal zu sagen, daß dies die grundlegende Voraussetzung ist für die Fähigkeit, Werke stilistisch, formal, harmonisch, satztechnisch zu beschreiben und einzuordnen. (Das Risiko des Scheiterns ist freilich auch dann nicht auszuschließen. Wer je am Radio ein unbekanntes Werk vergeblich zu entziffern suchte oder bei seiner Bemühung die Wahrheit verfehlte, weiß, wie kläglich man danebengreifen kann. Der Effekt für das musikalische Hören aber – und deswegen ist das Einlassen auf das Radio mehr als ein amüsantes Spiel: nämlich eine hochrangige Übung – ist beträchtlich. Man muß nicht entlegene Beispiele aufsuchen – die 2. Symphonie von Charles Ives, informationslos vorgespielt, wird fast jeden in Verlegenheit setzen –, um musikalisches Stilbewußtsein auszubilden.)

Aus diesem Grunde ist im Anhang eine »Hör-Liste« beigegeben. Ihr Unvollständigkeit vorzuhalten, ist nicht schwer; doch sollten, um den Preis von Lücken, Schwerpunkte gesetzt werden. Die Hörliste umfaßt einen Katalog von Werken, deren Kenntnis als Mindestvoraussetzung anzusehen ist. Sie soll weder gängeln noch nicht Genanntes ausschließen, sondern Orientierung ermöglichen. Der richtige Umgang mit diesen Werken, soll er fruchtbar sein, ist entscheidend: Sie wären hörend, lesend, spielend – das Ineinander ist wichtig: die verschiedenen Ansätze stützen sich gegenseitig – zu erarbeiten.

4. Hörbegabungen sind gleichwohl unterschiedlich orientiert. Bekannt ist, daß Spielern von Melodieinstrumenten das Erfassen linearer Vorgänge leichter fällt als das harmonisch-vertikaler Verläufe, während es sich bei Spielern von Tasteninstrumenten umgekehrt verhält. Die private Übung sollte sich darum schwerpunktmäßig gerade dem zuwenden, was einem nicht so zugänglich ist: Die Perfektionierung des ohnehin Gekonnten trägt der Ausbildung umfassender Hörfähigkeit wenig ein.

5. Notendiktate sind, respektiert man den Zusammenhang von Lesen und Hören, sinnvoll und unentbehrlich. (Daß sie überdies zur disziplinierten Rechenschaft über das Gehörte zwingen, ist wesentlich.) Eine Diktataufgabe jedoch, kommentarlos so oft wiederholt, bis auch der letzte sie niedergeschrieben hat, wäre ein Alptraum. Ebensowenig wie für Gehörübungen zu zweit oder mehreren ist leerlaufende Repetition für das private Studium eine weiterführende Hilfe. Sie provoziert ein sukzessiv-gedankenloses Aufnehmen und verhindert, was dem Hören erst die Richtung weist: eine Methode. Je nach Gegenstand werden die Methoden wechseln; der angemessene Zugang wird von der Sache diktiert.

Ein überaus wichtiger Anhalt – um einen Gesichtspunkt herauszugreifen – ist die Fixierung von Bezugstönen. An dem berühmten Thema von Bachs Passacaglia *c*-moll für Orgel (BWV 582) sei ein Netz von Relation, Identität, Zusammenhang skizziert, das – ganz oder nur zu Teilen erfaßt – der tonräumlichen Orientierung hilfreich ist.

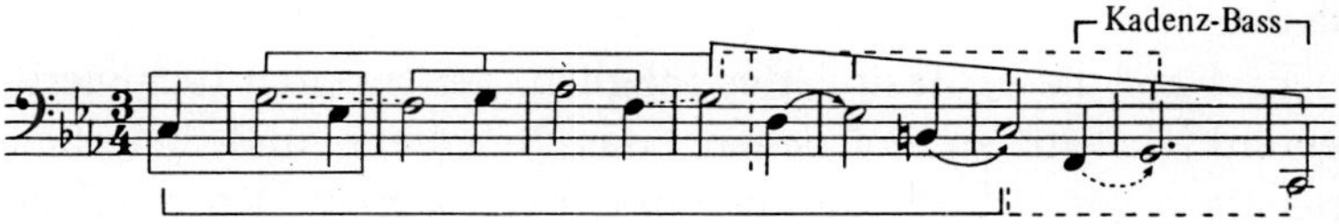


Wirr bleibt der folgende Ausschnitt (›Air‹ aus Bachs Partita *e*-moll BWV 830), so lange man sich, öfterem Hören vertrauend, punktuell vortastet. Die Sequenzidee wird sofort erkannt werden. Doch erst – verbunden mit vertikalem Denken – das Aufspüren des »Sekundganges« (wie Hindemith die sekundmäßige Verbindung melodischer Hoch- und Tiefpunkte nannte) ist die angemessene Hörmethode, der sich das Beispiel mühelos erschließt.

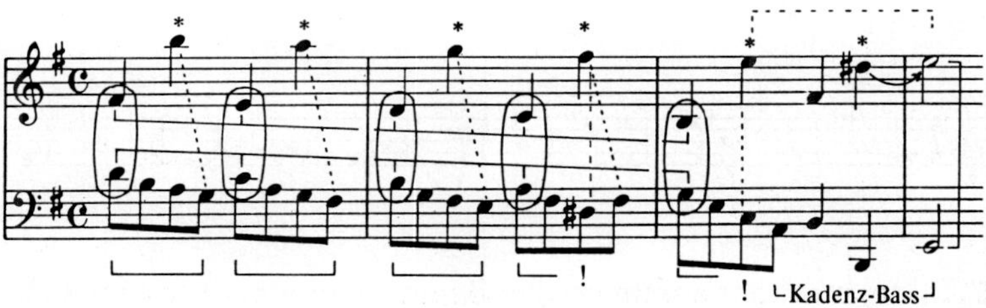


Anders gearteter Musik ist anders beizukommen. Entscheidend bleibt jeweils das »Wie« des methodischen Schlüssels, nicht die Frage nach dem »Wie oft« stumpfer Wiederholung.

6. Voraussetzung für das eben Gesagte ist die Fähigkeit, einen musikalischen Gedanken in seinem Zusammenhang aufzufassen; das wiederum setzt eine Gedächtnisleistung voraus. Deren Abhängigkeit von der erwähnten Konzentrationsfähigkeit ist offenkundig: Viele haben bereits nach Erklingen eines dritten oder vierten Tons den ersten aus dem Ohr verloren. Darum bedarf besonders das Gedächtnis immer wieder des Trainings, in allmählicher Steigerung von Länge

und Komplexität des Gehörten und in – zunächst getrennter – Konzentration auf rhythmische, lineare und harmonische Verläufe.

Erst auf dieser Basis ist es möglich, den zweiten (schwierigeren) Schritt zu vollziehen: das Behaltene und innerlich plastisch vor sich »Gesehene« in der skizzierten Weise aufzuschlüsseln.

Das Ganze ist mehr als die Summe seiner Teile. Der übliche folgenschwere Fehler, sich beim Hören etwa einer einstimmigen Melodie von Intervall zu Intervall fortzuhangeln, vereitelt den Überblick über das Ganze. Gerade umgekehrt muß das Bemühen darauf gerichtet sein, beim Ganzen anzusetzen, es in grobem Umriß zu erfassen, durch beziehendes Denken genauer zu beschreiben und dann erst sich noch offen gebliebenen Details zuzuwenden. Ein einfaches Beispiel (aus: Hindemith, ›Ludus tonalis‹):

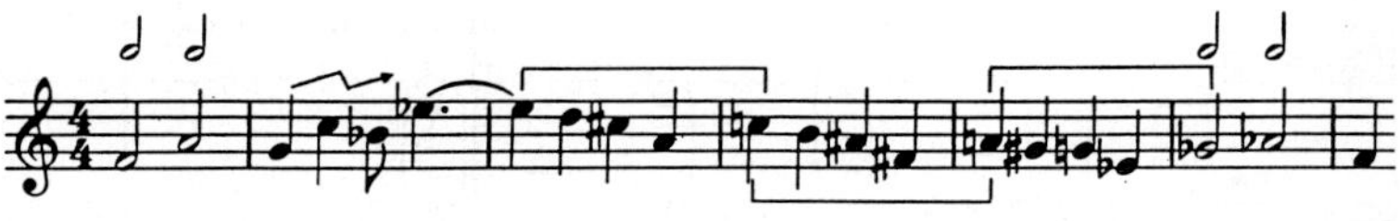

7 Takte, markant aufsteigender Beginn, sequenzierend fallende Fortsetzung. Anfangs- und Endton identisch. Steigende große Terz anfangs, fallende kleine Terz am Schluß. Korrespondenz der 𝅗𝅥, ansonsten bis auf eine Synkope als Stau (Vorbereitung des Falls) nur ♩-Bewegung. Intervalle: nur Sekunden, Terzen, Quarten; drei sich überlappende Sequenzen (je aus kl. 2, kl. 2, gr. 3, kl. 3) im Terzabstand.

Durch solche einzelnen, sich immer dichter herantastenden Schritte wird jede Höraufgabe lösbar. Die folgende Melodie (Béla Bartók, Konzert für Orchester, 1. Satz) diene dem eigenen Versuch. Man spiele (oder singe!) sie, nähere sich ihr in ähnlicher Weise (nach zwei- oder dreimaligem Vorspiel ohne Blick auf den Notentext), und notiere sie dann aus dem Gedächtnis:

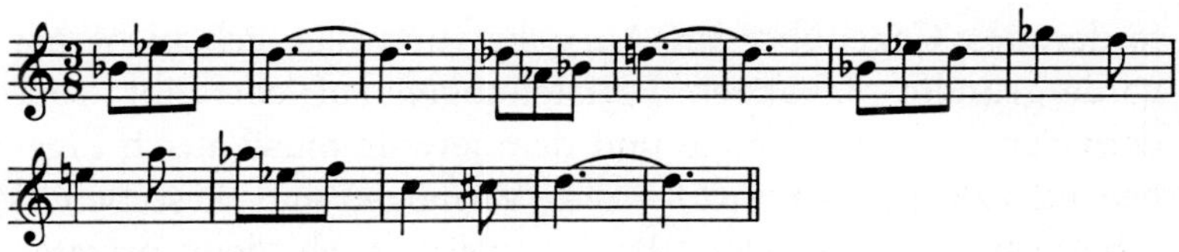

7. Die alte Streitfrage, in welchem Maße sich Hörübungen nur auf das Klavier fixieren dürfen, sollte nicht allzu voreilig zuungunsten des Klaviers beantwortet werden. So falsch und verhängnisvoll einseitig es wäre, allein vom Klavier auszugehen – schon von den heutigen Möglichkeiten im Bereich der Medien her ist eine solche Begrenzung gar nicht einsehbar –, so falsch wäre seine vorschnelle Verbannung. Nicht nur, daß es sich zur Darstellung und vor allem zum praktischen Nachvollzug hervorragend eignet und anbietet. Auch werden etwa Nicht-Pianisten bestätigen, daß es ihnen meist schwerer fällt, vom Klavier als vom eigenen Instrument her etwas hörend aufzunehmen. Die Praktikabilität des Klaviers darf zwar nicht zur Ausrede für Faulheit oder Einfallslosigkeit in der Gehörbildung dienen; doch sollte man das Urteil differenzieren.

Auch für das private Studium bedeutet dies: Das Klavier darf und muß ohne Skrupel benutzt werden; einer gehörsmäßigen Fixierung aber auf den Klavierklang ist (da im Selbststudium das Life-Vorspiel verschiedener Instrumente ausscheidet) durch die Einbeziehung der Medien zu begegnen.

8. Die Fähigkeit zu bewußtem, differenziertem, verständigem, auch: urteilsfähigem Hören, gepaart mit der Fähigkeit, auch gelesene (statt gehörte) Musik innerlich erklingen zu lassen, ist nach meinem Verständnis letztlich das Ziel der Gehörbildung. Niemals, so meine Überzeugung, wird Höranalyse an die komplexe Fülle musikalischer Werke heranreichen können (man hüte sich hier vor Überschätzungen); umgekehrt aber liefe bloße Textanalyse Gefahr, in Abstraktion steckenzubleiben.

Das Vermögen und auch die Bereitschaft, sich auf ein Hören von Musik einzulassen, das tatsächlich die Musik als herausforderndes Gegenüber im Auge hat und das sich nicht mit vordergründig-plakativen Feststellungen zufriedengibt, sondern dem inneren Gefüge und dem jeweils musikalisch Eigenen nahezukommen sucht – dies Vermögen und diese Bereitschaft sind zu schulen. Beides weist auch dem privaten Hörstudium den Weg.

## Zur Konzeption

Aus den vorherigen Überlegungen resultiert – den Möglichkeiten und Bedingungen eines Einzelstudiums angepaßt – die Anlage dieser Schrift. Nur stichwortartig seien darum wenige Dinge angesprochen.

Äußeres Format und Umfang sollen die Schrift als »Vademecum« brauchbar machen. Auch deshalb waren der Anzahl der abgedruckten Literatur-Beispiele Grenzen gesetzt; sie sollen gleichwohl im jeweiligen Fall den konkreten musikalischen Bezug verdeutlichen und darüber hinaus zur Anwendung auf weitere, selbst gewählte Beispiele anregen.

Die Progression von »leicht« zu »schwer«, von elementaren Bausteinen zum zusammenhängenden Ganzen soll dem Anfänger einen hinreichend stringenten Lehrgang, dem Fortgeschritteneren einen individuellen Einstieg und verschiedene Anregungen bieten. Daß dabei dem Singen ein hervorragender Stellenwert zugewiesen wird, gehorcht nicht primär dem Zwang, einem Einzelnen praktikable Übungen an die Hand zu geben. Es ist vielmehr meine Überzeugung, daß singendes Erfassen – das Nachvollziehen mit dem eigenen Körper als dem empfindlichsten aller Instrumente – die innere Ton- und Hörvorstellung grundlegend und am entscheidendsten fördern kann. Darum unterschätze man beispielsweise nicht die scheinbar triviale Aufforderung, einen bestimmten Ton nachzusingen: Viele haben bereits damit, nicht allein aus Scheu vor stimmlicher Veräußerung, erhebliche Schwierigkeiten.

Singen, Spielen, Schreiben (ein kleines Notenheft sollte immer parat sein), Hören: Notwendig ist, daß die Tätigkeiten zusammenwirken. Und wichtig noch dies: Kontinuität des Übens ist förderlicher als seine Zusammenballung auf einen Termin (besser jeden Tag 10 Minuten als einmal wöchentlich 2 Stunden); ungeschmälerte Konzentration auf wenige Übungen trägt mehr ein als oberflächlicher Durchlauf zahlreicher Übungen. Und: Gehörbildung ist, nimmt man sie ernst, geistig anstrengend, je mehr, desto angestrengter man sich an einem Aufgabentypus festbeißt. Die Inhalte sollten deshalb variieren, um Geist und Ohr neue Anreize und Richtungen zu geben.

## ÜBUNGEN

### Einzeltöne

❶ Am Instrument einzelne Töne in bequemer Stimmlage vorspielen – nachsingen.

❷ Umgekehrt: Beliebige einzelne Töne singen; versuchen, deren Tonhöhe zu bestimmen; am Instrument kontrollieren.

❸ Vorgespielte sehr hohe/tiefe Töne in die eigene Stimmlage umdenken und nachsingen. (Wichtig: Kopf und Kehle in unverändert lockerer Haltung lassen – nicht entsprechend der Tonhöhe nach oben bzw. unten recken und dadurch verkrampfen!)

❹ Übung ❶ und ❸ gemischt. (Tempo der Tonfolge steigern!)

## Intervalle

### *Spielen und Singen*

❶ Einen fixierten Ton in angenehmer Stimmlage vorgeben. Von diesem Ton aus verschiedene Intervalle auf- und abwärts singen, mit jeweils sofortiger Kontrolle am Instrument:

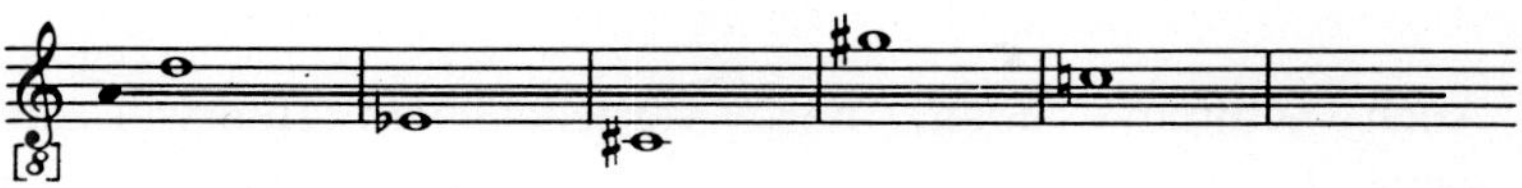


❷ Dasselbe von schnell wechselnden Tönen aus (Ausgangston jeweils am Instrument vorgeben):

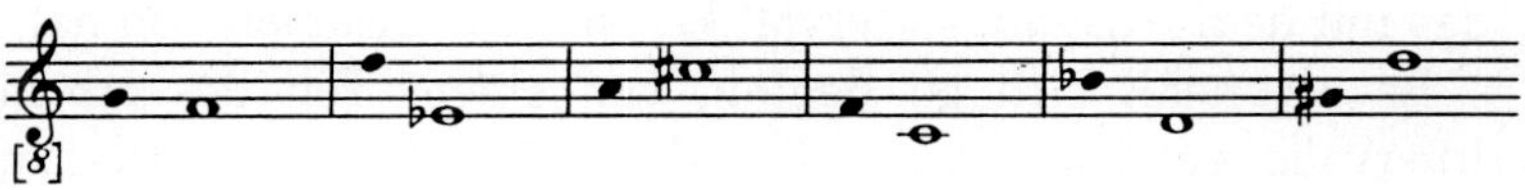


❸ Am Klavier: Intervalle (von kleiner Sekunde bis einschließlich Duodezime) durcheinander anschlagen. Jeweils den oberen und/oder unteren Ton singend abnehmen.

Dasselbe auch in sehr hohen/tiefen Lagen mit entsprechendem Umdenken in die eigene Stimmlage.

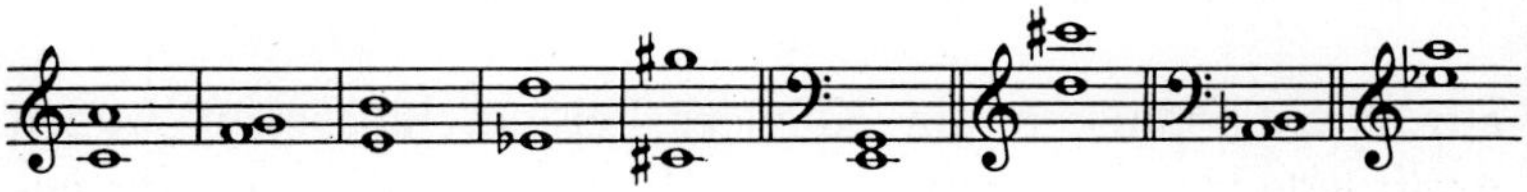

❹ Ein beliebiges Intervall vorgeben. Oberen oder unteren Ton singend abnehmen (aufpassen besonders bei Sekunden). Von diesem Ton aus ein frei gewähltes Intervall singen, kontrollieren, erneut oberen/unteren Ton abnehmen usf.

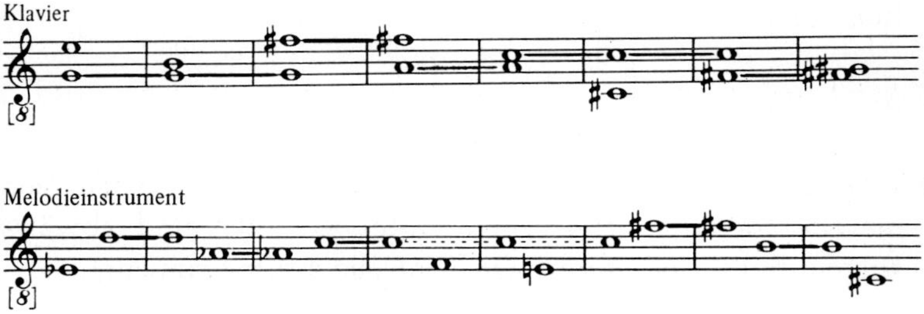


Auch »stumm« üben: nach vorgegebenem Intervall die gewählte Fortschreitung innerlich vorstellen und erst danach mit dem Instrument kontrollieren, ob das innere Klangbewußtsein stimmt.

❺ Ein beliebiges Intervall vorgeben. Davon ausgehend ein Folge-Intervall singen (dann auch, wie eben, nur »stumm« denken), das mit dem Ausgangsintervall *keinen* gemeinsamen Ton hat.

Es empfiehlt sich zu Beginn, von einem Ton des ersten Intervalls zunächst einen Ton des folgenden Intervalls zu bestimmen; von ihm aus ist der zweite Ton zu erschließen.

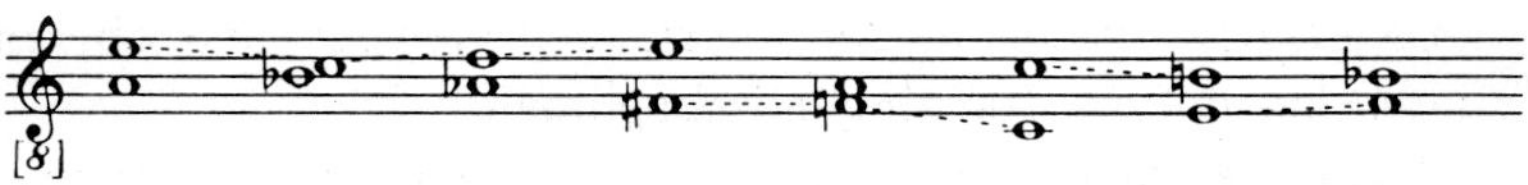

Beide Übungen ❹ und ❺ auch kombinieren.

❻ Für Nicht-Pianisten am Klavier: Bei geschlossenen Augen greift jede Hand irgendeinen Ton. Intervall bestimmen, Einzeltöne singend erfassen, Intervall in der eigenen Stimmlage nachsingen.

(Wichtig: Bei erneutem Beginn Hände jeweils weg von der Tastatur, um nicht vom vorhergehenden Griff aus denken zu können. – Entfernung der Hände variieren.)

*Schreiben*

❶ Freie Intervallketten, mit und ohne Verbindung gemeinsamer Töne, ohne längeres Nachdenken aufschreiben.

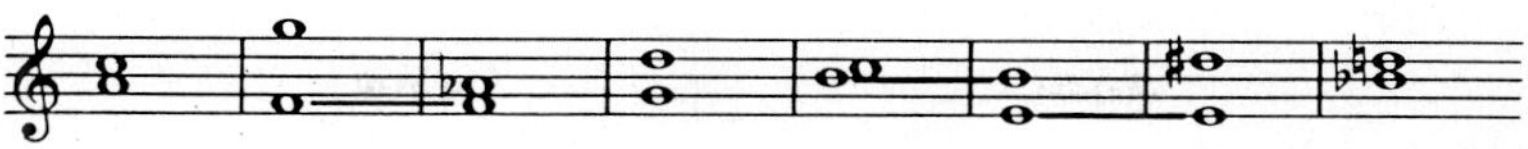

Im nachhinein erst das Notierte genau lesen und versuchen, es singend und/oder innerlich in Klang umzusetzen. Abschließend Spiel am Instrument.

❷ Der umgekehrte Weg: Man stelle sich derartige Intervallketten innerlich genau vor, notiere sie und kontrolliere erst dann mit dem Instrument die Richtigkeit der Niederschrift.

*Besondere Probleme*

Erfahrungsgemäß ergeben sich vier grundsätzliche Schwierigkeiten, denen deshalb beim Üben besondere Aufmerksamkeit geschenkt werden muß:

1. Simultane Intervalle (die Töne erklingen gleichzeitig) werden meist schwerer erkannt als sukzessive (die Töne erklingen nacheinander).
2. Komplementäre Intervalle – d. h. jene Intervalle, die sich zur Oktave ergänzen – werden bei simultanem Erklingen gern verwechselt.
   Man trainiere darum am Instrument und mit der Stimme die bewußte Unterscheidung:

| | | |
|---|---|---|
| kleine Sekunde | – | große Septime |
| große Sekunde | – | kleine Septime |
| kleine Terz | – | große Sexte |
| große Terz | – | kleine Sexte |
| reine Quarte | – | reine Quinte |

3. Auch die Unterscheidung

| | |
|---|---|
| übermäßige Quarte/ verminderte Quinte | – kleine Septime |
| große Septime | – kleine None |

bereitet oft Probleme.

Hilfestellungen*:

a) Nur als anfänglicher Notbehelf: Man löse Simultaneität innerlich in ein Nacheinander der Töne auf.

b) Man versuche bei Komplementärintervallen, sich räumliche Ausdehnung, Klangcharakter und Struktur bewußt zu machen.

Die Töne einer kleinen Sekunde reiben sich scharf aneinander, die der großen Septime liegen weit auseinander. Eine große Sext klingt offener, heller als eine kleine Terz. Die Quarte wirkt sperriger als die Quinte, der – man probiere es im Zweifelsfall innerlich aus – eine Dreiklangsterz eingefügt werden kann.

Fast häufiger noch passiert es, daß eine kleine Terz ($f^1$–$as^1$) für eine kleine Sexte ($c^1$–$as^1$), eine große Terz für eine große Sexte gehalten wird. Hier horche man genau der Klangausdehnung nach. Grundsätzlich empfiehlt es sich zu Beginn, alle Intervalle mit aufmerksamer Kontrolle von Ohr und Auge oft am Klavier, und zwar in unterschiedlichsten Lagen, anzuschlagen.

c) In diesen Fällen hilft die innerliche Vorstellung von der regulären Weiterführung der Intervalle:

* Den beliebten Trick, sich die Intervalle anhand von Werk- oder Liedanfängen einzuprägen – ›Eine kleine Nachtmusik‹ dient dann der Quarte als Eselsbrücke – möchte ich nicht zur Nachahmung empfehlen. Er baut letztlich mehr Barrieren auf als er beseitigt. Für das Erkennen eines abstrakten, einzelnen Intervalls mag er hilfreich sein. Er versagt aber zwangsläufig bei der Aufeinanderfolge zweier oder mehr Intervallschritte und – entscheidender – im musikalischen Kontext, zumal bei einem atonalen.

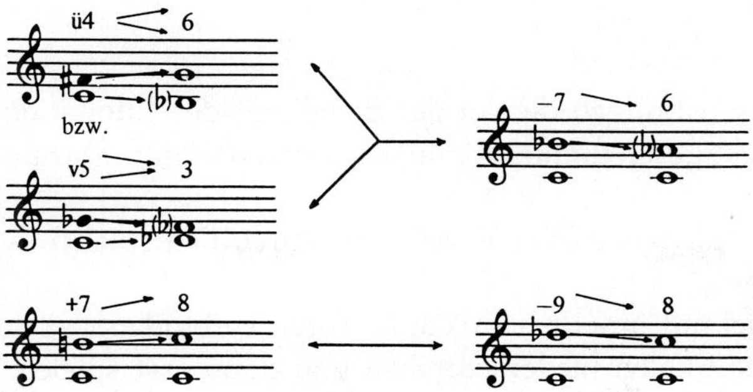


4. Sukzessive Intervalle abwärts sind schwieriger aufzufassen als einander aufwärts folgende Töne. Besonders gilt dies für Sexten und Septimen. Das Singen einer kleinen Sexte aufwärts und abwärts offenbart sofort die ungleich schwierigere Intonation bei Abwärtsführung. (Die abstrakte Lehrbuch-Regel, daß der vokale Kontrapunkt der Renaissance für Sprünge abwärts nur die Oktave und Intervalle bis zur Quint zuläßt, dürfte darin ihren konkreten musikalischen Grund haben; die Sangbarkeit sollte nicht gefährdet werden.)

## Skalen

Die folgenden Übungen dienen der Sicherheit der Intonation sowie der Festigung unmittelbarer Klangvorstellung. Darum auch:

- den vorgeschlagenen Weg jeweils umkehren (Vorspielen → Nachsingen),
- bloßes Spiel mit innerlichem Voraushören verbinden,
- eigene freie Skalen niederschreiben und dann erst spielen/singen.

### *Singen → Spielen*

Sämtliche Übungen grundsätzlich auf Tonnamen!

❶ Verschiedene Versionen von Moll-Tonleitern auf- und abwärts:

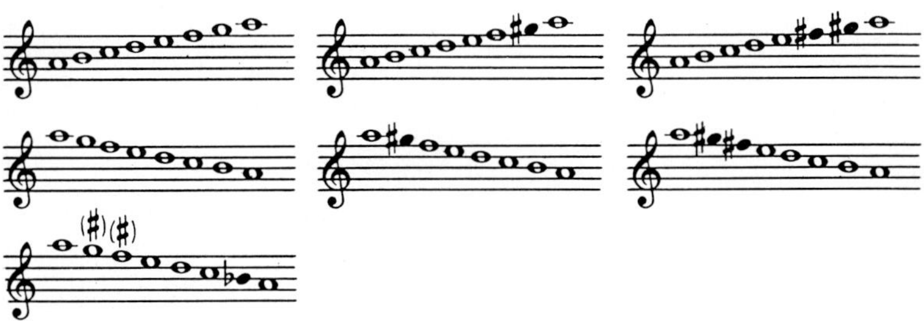

❷ Ebenso: Zigeunerdur (a) und Zigeunermoll (b).
Häufig transponiert spielen!

(a) 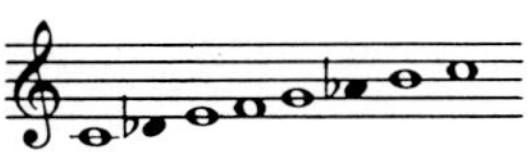 (b) 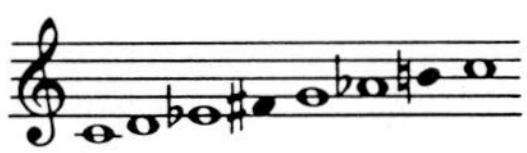

❸ (a) Dur-Tonleitern auf- und abwärts,
(b) Sing- und Spiel-Übung zur schnellen Vorstellung und zur Konzentration: beliebigen Ton plötzlich als neuen Grundton einer fragmentarischen Dur- (auch: Moll-)Tonleiter auffassen.

(a)
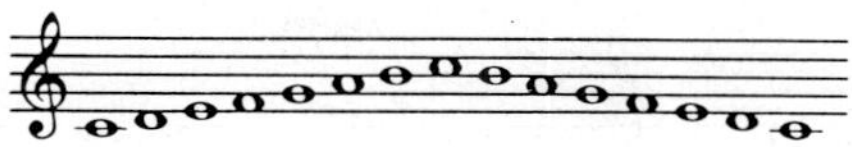

(b)
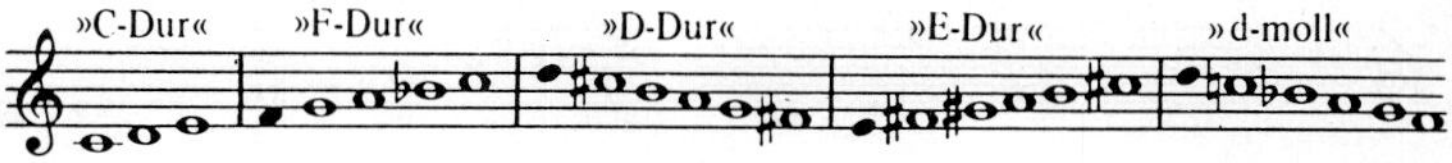


Variante (neuer Einstieg beliebig, nicht beim Grundton):

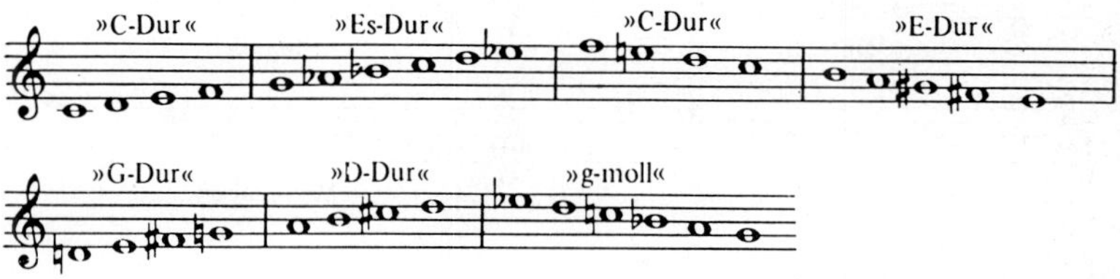


Variante (mit Richtungswechsel):

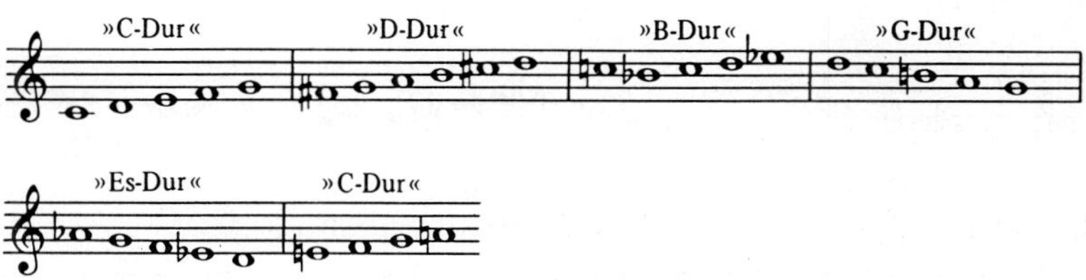


❹ Skala mit ein, zwei oder mehr geänderten Tönen, die man sich vorweg festsetzt, z. B.:

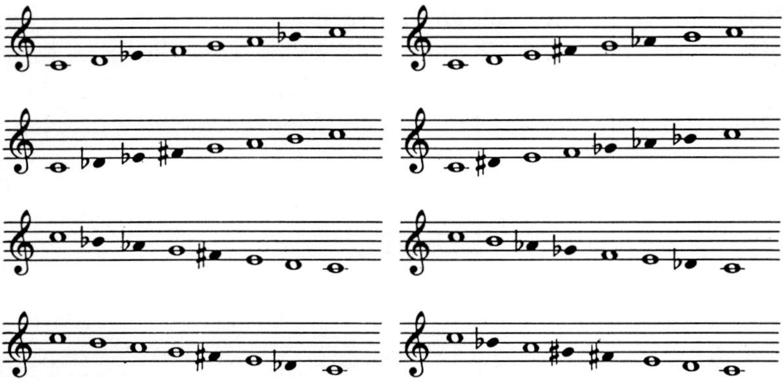

❺ Modale Skalen:

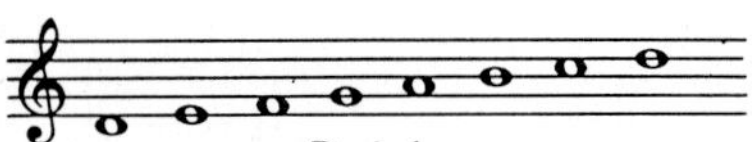

Dorisch

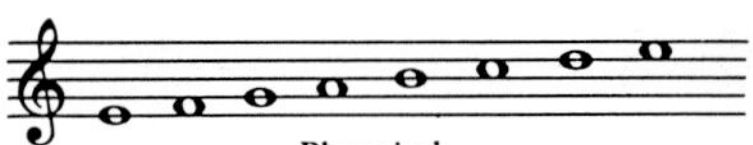

Phrygisch

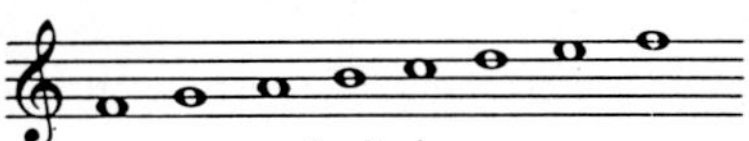

Lydisch

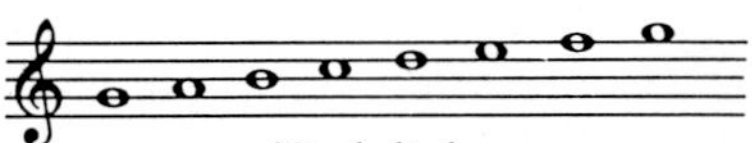

Mixolydisch

Häufig transponieren, z. B.:

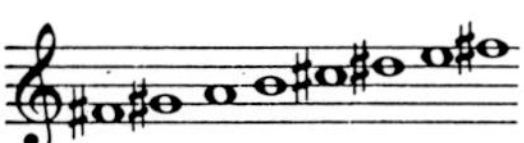

Dorisch auf fis

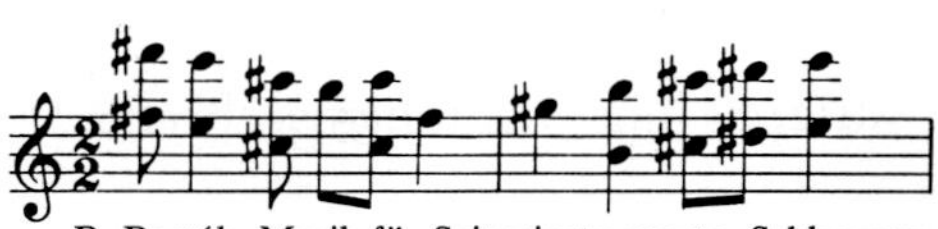

B. Bartók, Musik für Saiteninstrumente, Schlagzeug und Celesta (IV)

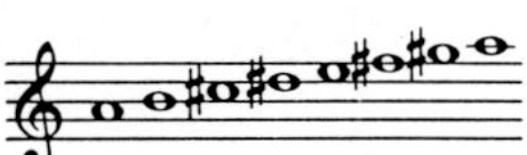

Lydisch auf a

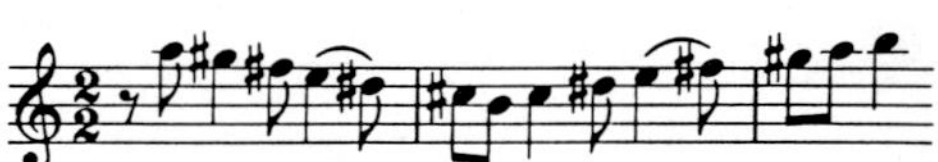

B. Bartók, Musik . . . (IV)

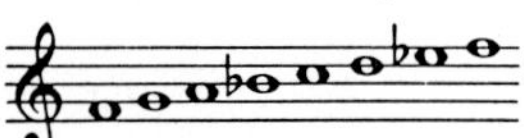

Mixolydisch auf f

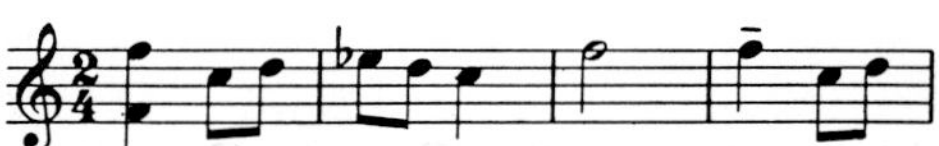

B. Bartók, Divertimento (III)

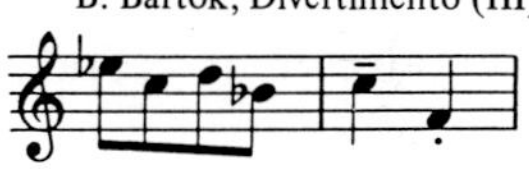

Dreiklänge

Für die Verwendung dieser Aufgaben gilt dasselbe wie bei den Skalenübungen (s. S. 26).

*Singen*

Grundsätzlich auf Tonnamen!

❶ Von einzelnen vorgegebenen Tönen aus: Dur- und Molldreiklänge auf- und abwärts.

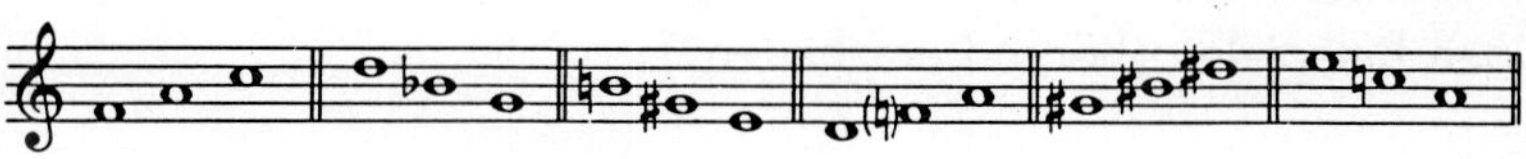

❷ Dasselbe ohne Unterbrechung (jeweils schnell Anschluß-Nebennote und Dreiklang festsetzen!):

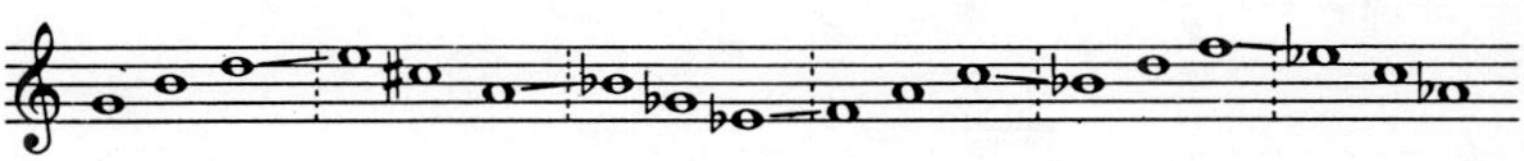

Variante (entfernterer Anschlußton):

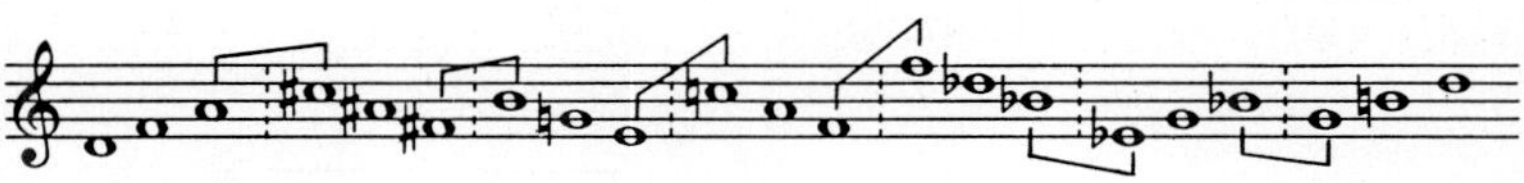

❸ Ein- und derselbe Ton als Grundton, Terz und Quinte eines Dur- (a) und Molldreiklangs (b); zunächst nacheinander, dann zügig wechselnd:

(a)

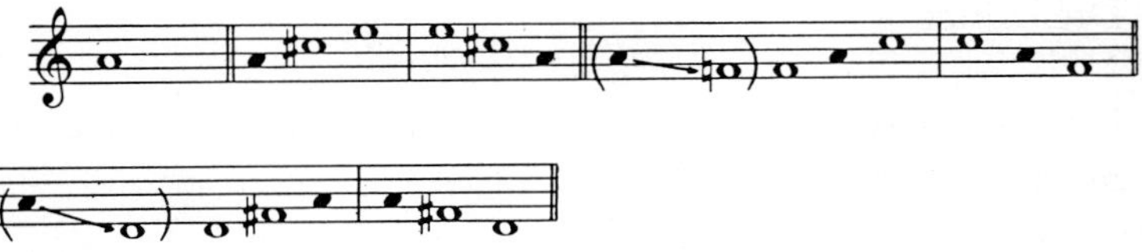

(b)

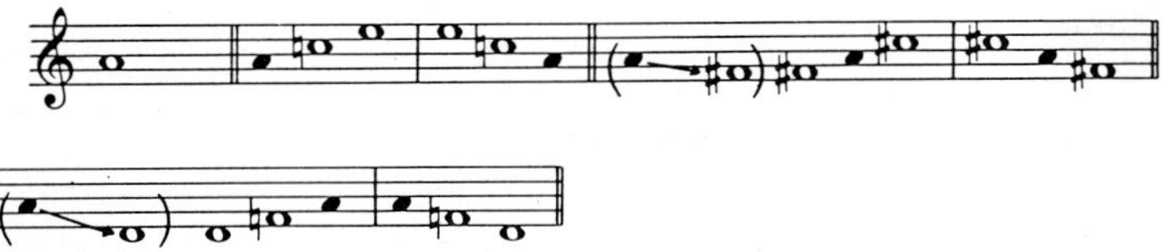

Vergleiche die Funktionsänderung eines Tones in den folgenden Beispielen (hörend erarbeiten!):

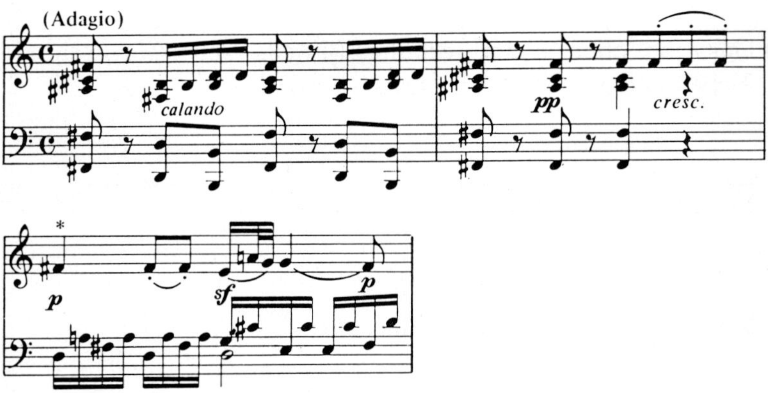


W. A. Mozart, Fantasie c-moll KV 475

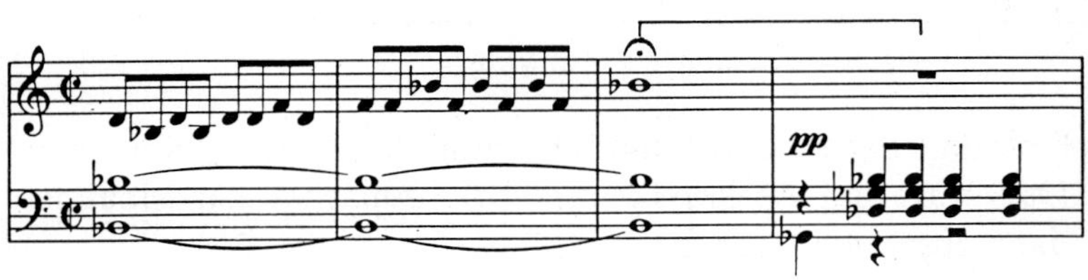

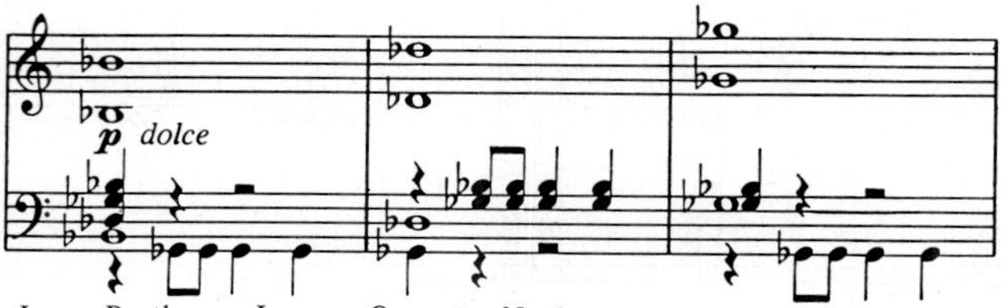


L. van Beethoven, Leonore-Ouvertüre Nr. 3

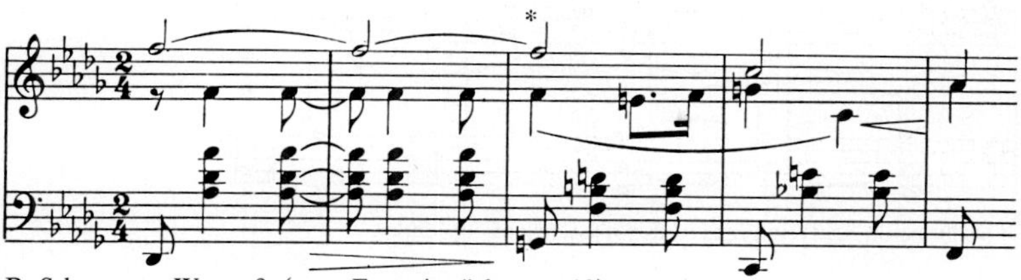

R. Schumann, ›Warum?‹ (aus: ›Fantasiestücke‹ op. 12)

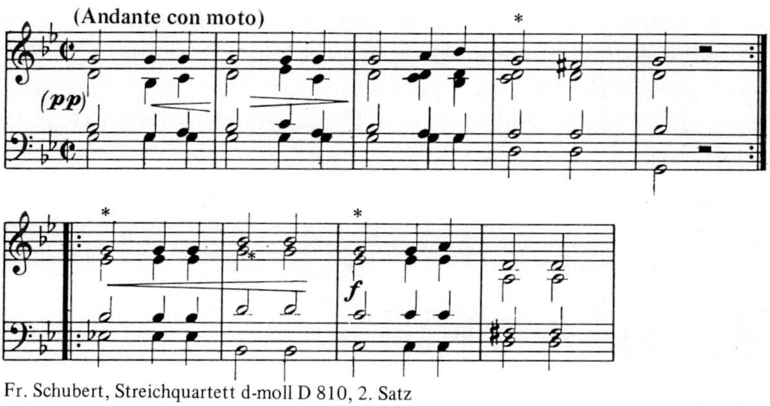


Fr. Schubert, Streichquartett d-moll D 810, 2. Satz

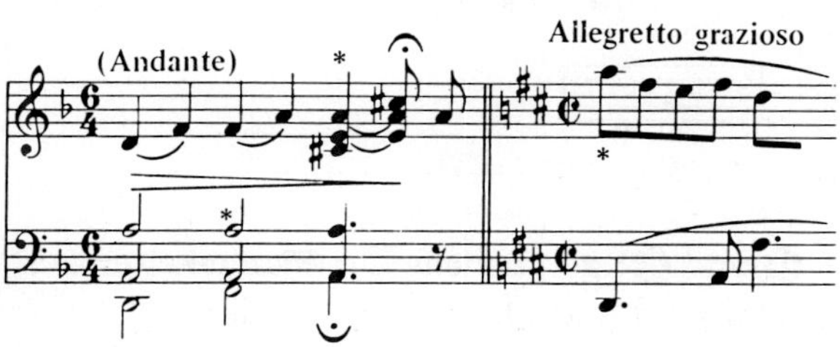


J. Brahms, Romanze (aus: ›Klavierstücke‹ op. 118)

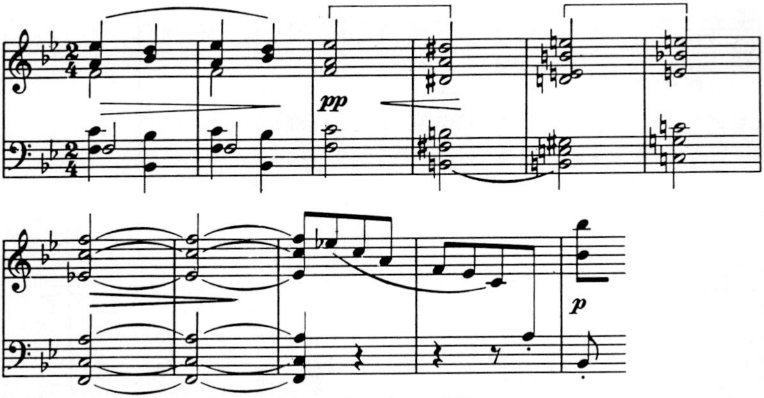


R. Schumann, Scherzino (aus: ›Faschingsschwank‹ op. 26)

Vergleiche später auch den Ausschnitt aus Schuberts ›Der Wegweiser‹ (S. 43), in dessen ersten 6 Takten das *g* der Oberstimme fünf verschiedene Bedeutungen annimmt.

❹ Dieselbe Aufgabe wie in ❸, aber Grundton, Terz und Quinte sind jeweils *Baß*ton; es ergeben sich Grundstellung, Sextakkord und Quartsextakkord von Dreiklängen in Dur (a) und Moll (b):

(a)

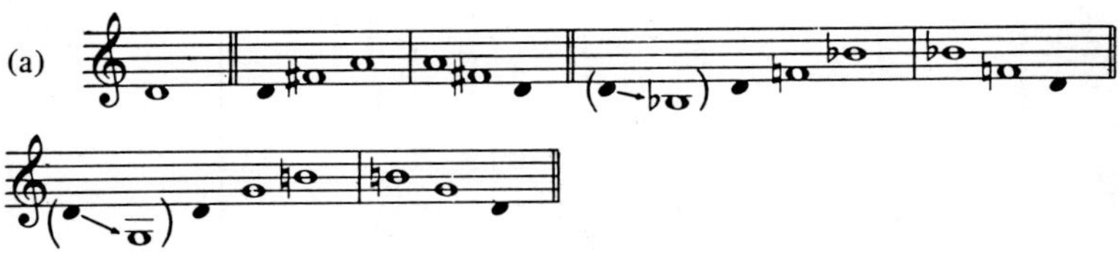

(b)

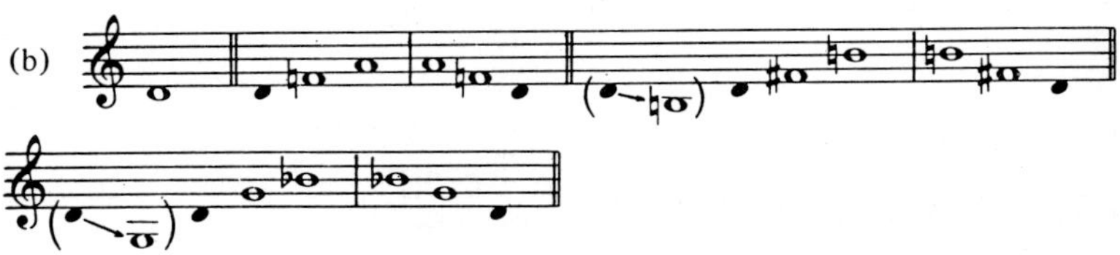

❺ Kombination von ❷ und ❹: gebrochene Dreiklangsketten aus Grundstellung, Sextakkord und Quartsextakkorden. Schwierigkeitsgrad allmählich steigern:

zunächst (a) Nebennote als Anschluß,
dann (b) Schlußton = Anfangston (Funktionsänderung des Tones schnell umdenken!),
schließlich (c) entferntere Anschlußtöne (schwer!).

(a)

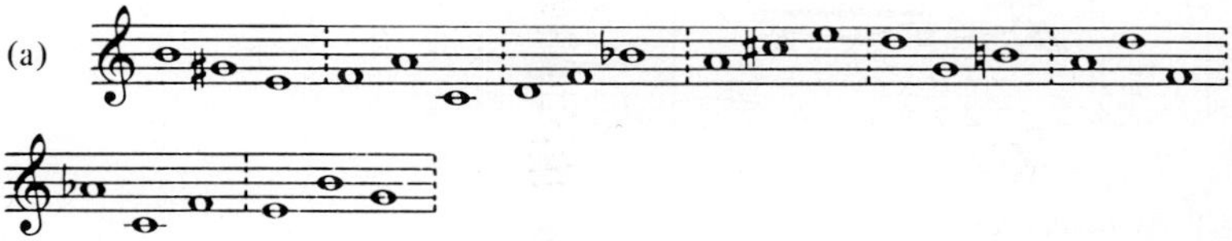

(b)

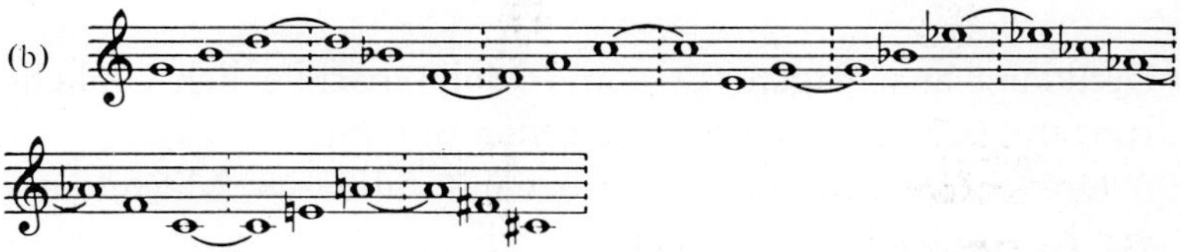

(c)

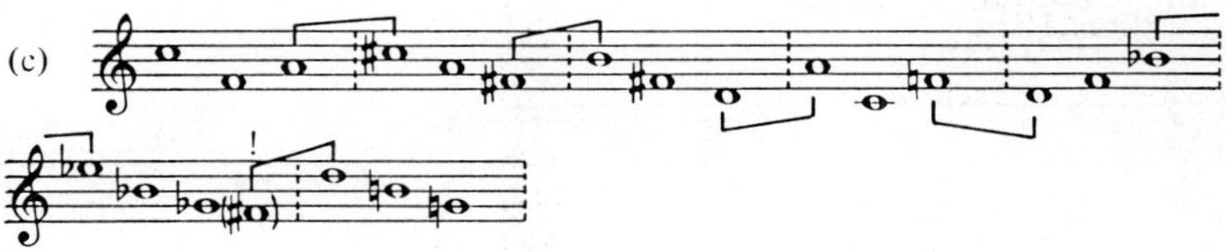


Hilfestellung zum Auffassen vom

*Sextakkord:* typischer »Rezitativakkord«

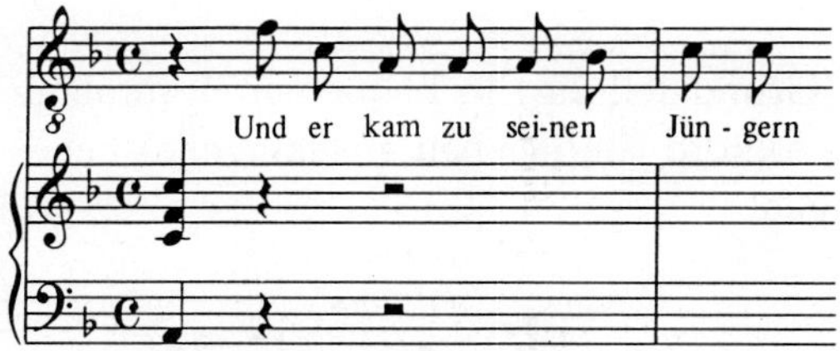


J. S. Bach, Matthäus-Passion BWV 244

*Quartsextakkord:* klingt am labilsten; überwiegend als Vorhalts-Quartsextakkord gebräuchlich

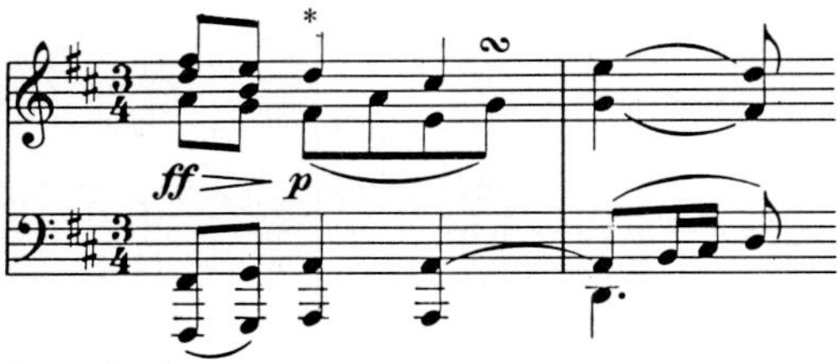

L. van Beethoven

*Am Klavier*

❶ Dreiklang anschlagen (Dur und Moll einschließlich Umkehrungen; auch außerhalb des eigenen Stimmumfangs).

Dreiklangsform und -klang bewußt auffassen. Mit intensiver Konzentration wechselnde Dreiklangstöne so »heraushören«, daß sie reliefartig hervorzutreten scheinen. Diese Töne auf Tonnamen singen.

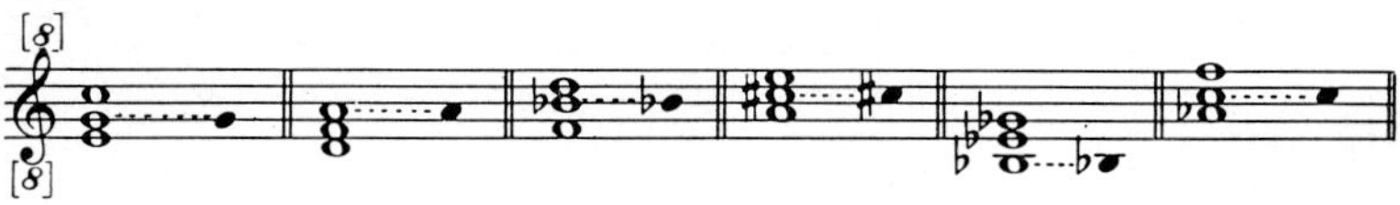

❷ Eine bestimmte Tonart in ihrem Klangcharakter innerlich vorstellen; diese Vorstellung am Klavier kontrollieren.

Auch: eine Tonart vorgeben (z. B. *D*-Dur), eine benachbarte (*G*-Dur) oder entfernte (*As*-Dur) Tonart innerlich vorstellen und dann erst spielen.

❸ Dur-/Molldreiklang (Grundstellung) in bequemer Stimmlage vorgeben. Zu diesem Akkord (immer neu anschlagen!) beliebige andere Töne singen.

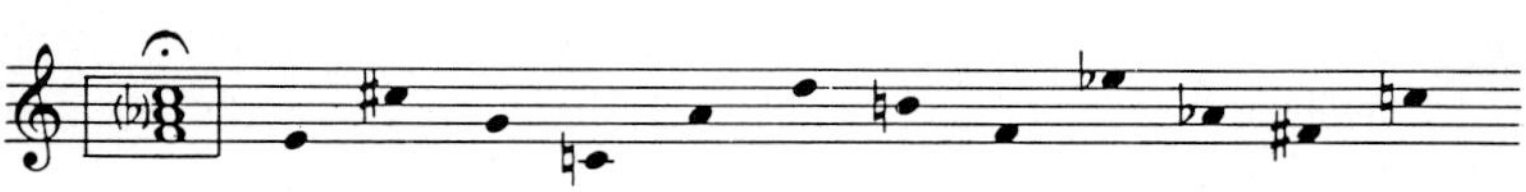

Auch »stumm«: Töne nur vorstellen, Vorstellung kontrollieren.

❹ Dur-/Molldreiklang vorgeben. Nachsingen. Dann mit einem veränderten Ton singen, am Instrument kontrollieren und Akkordtyp bestimmen (z. B. »übermäßiger Dreiklang«). Erneut einen Ton verändern etc.

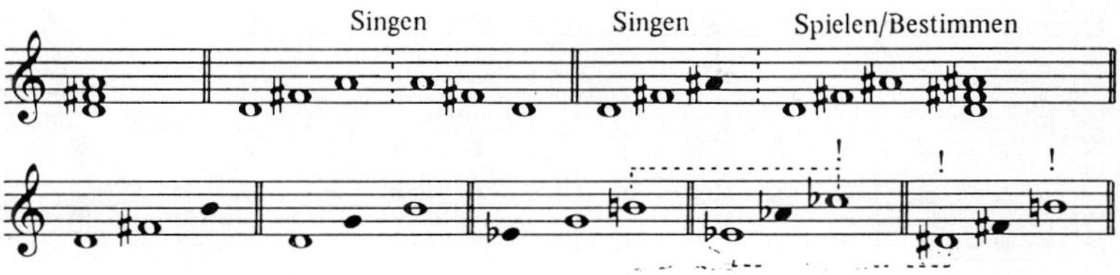


Vorbild dafür sind analoge Klangfolgen aus Klassik und Romantik. Man erarbeite sich darum in derselben Weise:

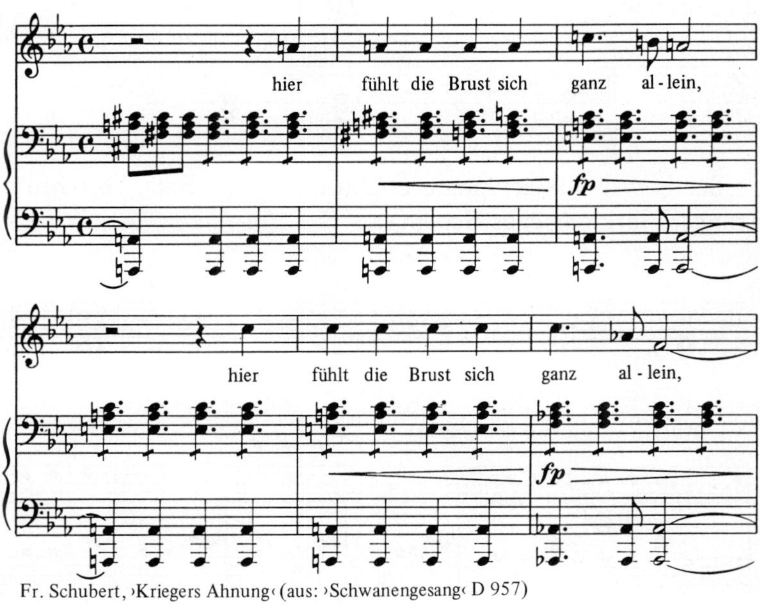


Fr. Schubert, ›Kriegers Ahnung‹ (aus: ›Schwanengesang‹ D 957)

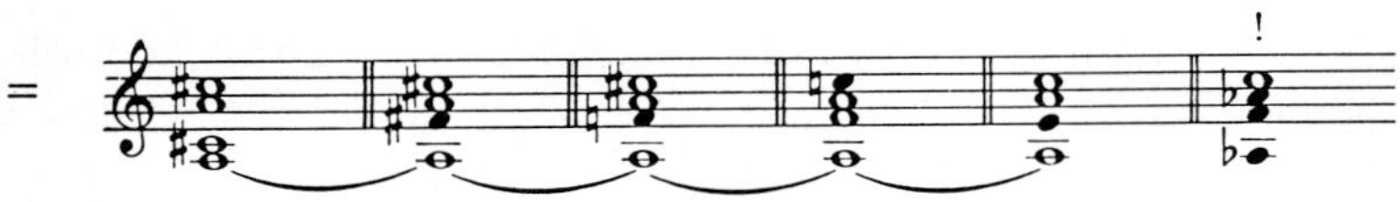

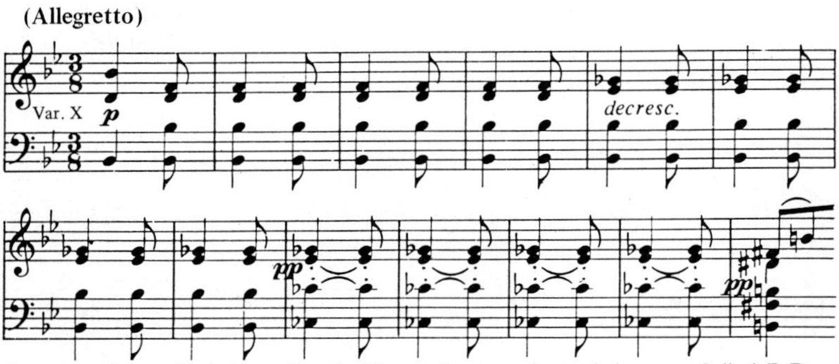


L. van Beethoven, Variationen über das Thema »La stessa, la stessissima« von Salieri, B-Dur (WoO 73)

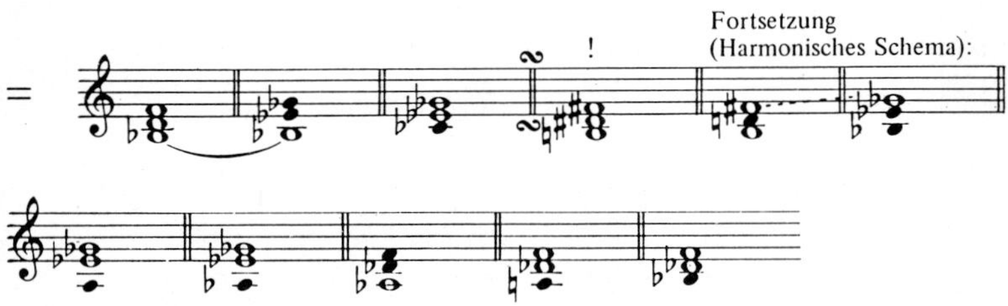


– Beethoven, Klaviersonate *C*-Dur op. 2,3 (1. Satz, Durchführung). Harmonisches Schema:

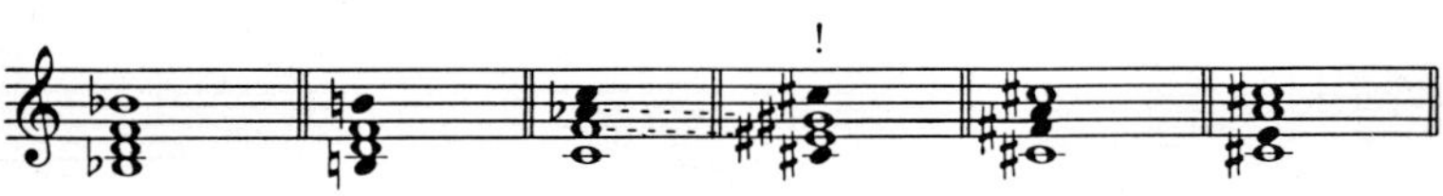

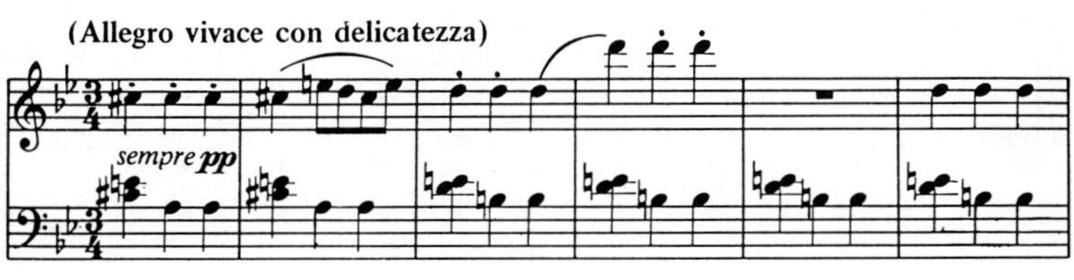

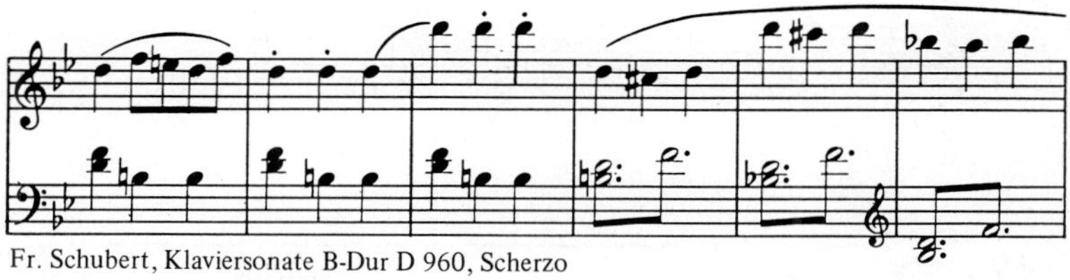

Fr. Schubert, Klaviersonate B-Dur D 960, Scherzo

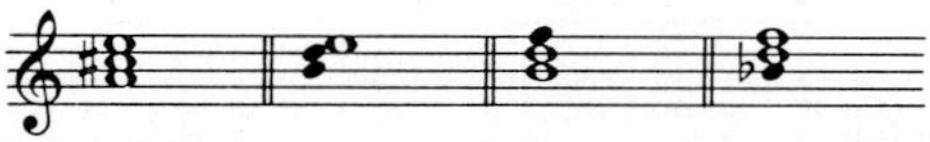


– Zum (späteren) Eigenstudium empfohlen sei auch die Introduktion von Beethovens Streichquartett *C*-Dur op. 59, 3, 1. Satz.

❺ Dieselbe Aufgabenstellung wie in ❹, aber jeweils mit *zwei* neuen Tönen.

Damit wechselt auch die Hör-Richtung: bei ❹ ist der jeweils sich ändernde Ton zu erfassen, hier der sich *nicht* ändernde.

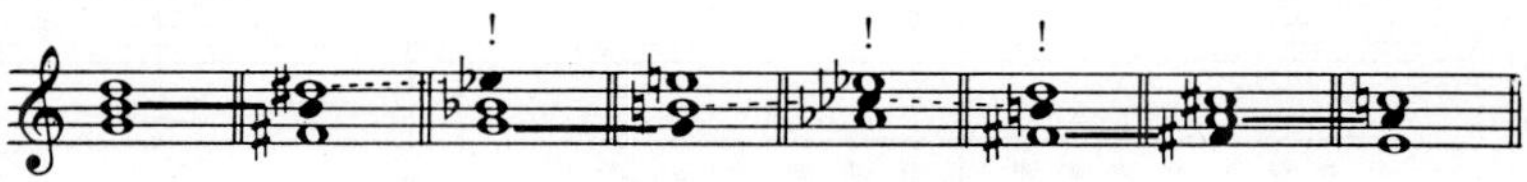


Anschließend: Kombination von ❹ und ❺.

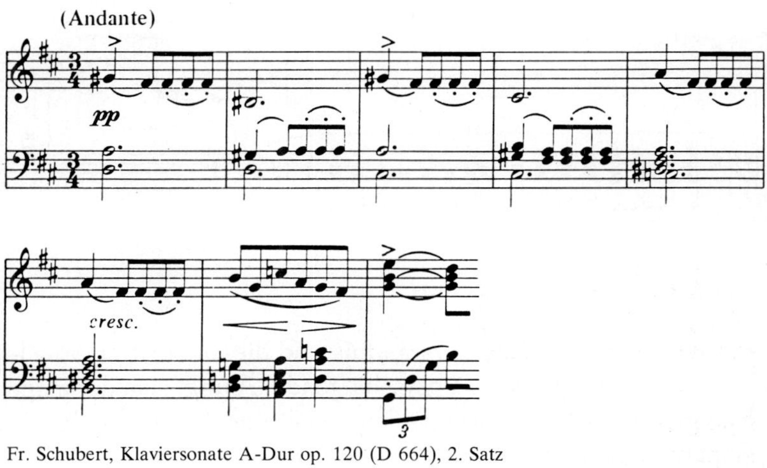


Fr. Schubert, Klaviersonate A-Dur op. 120 (D 664), 2. Satz

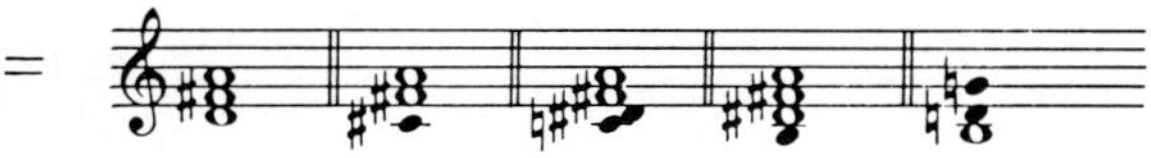

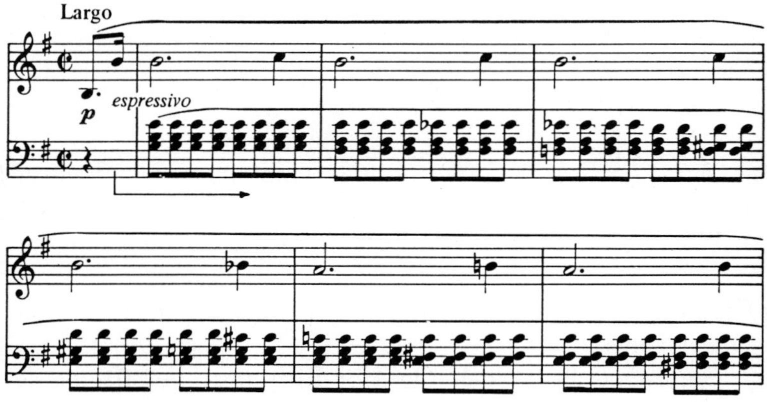


Fr. Chopin, Prélude e-moll

Für das satztechnische Verständnis und die innere Tonvorstellung ist es eine kaum zu überschätzende Übung, sich derartige Klangfolgen selber auszudenken. (»Stumm« aufschreiben – singen – spielen.)

## Septakkorde

### *Spielen*

In verschiedenen Tonarten:
*Dominantseptakkord* (a) und seine Umkehrungen (b, c, d)
(L/S = Auflösung von Leitton/Septime)

(a)
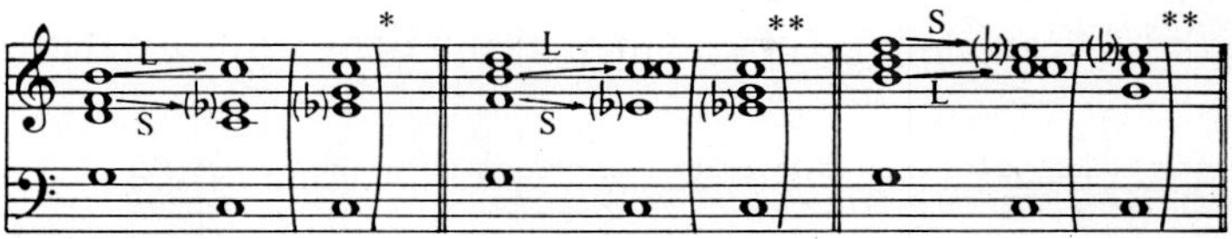


Grundstellung

(b)
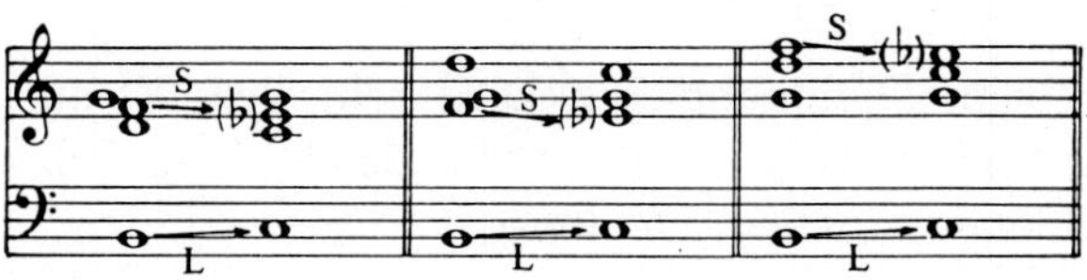


Quintsextakkord

(c)
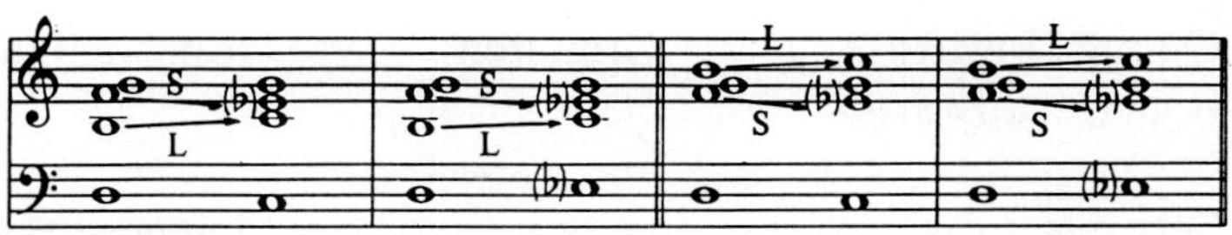


Terzquartakkord

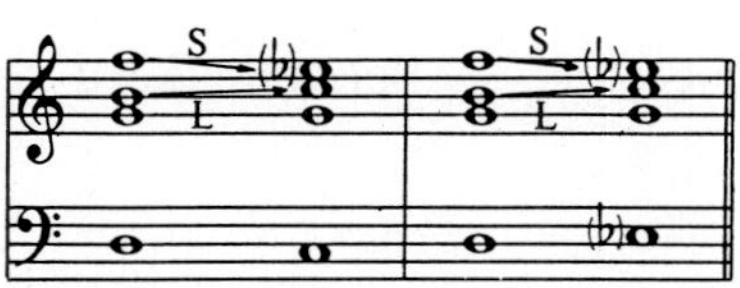


(d)
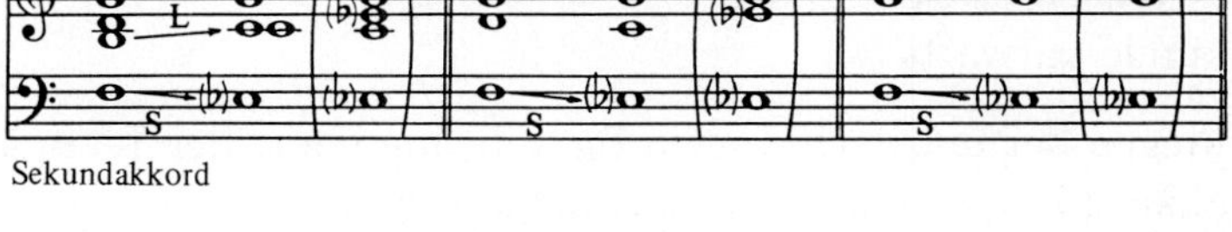


Sekundakkord

* In der Klassik übliche *Auf*wärtsführung der Septime in der Mittelstimme.
** Zur Tonika-Quinte abspringender Leitton in der Mittelstimme (vgl. S. 12).
*** Verdoppelung der Tonika-Terz bei Gegenbewegung des Basses.

*Unvollständiger Dominantseptakkord* (= ohne Quinte; Grundton verdoppeln!)

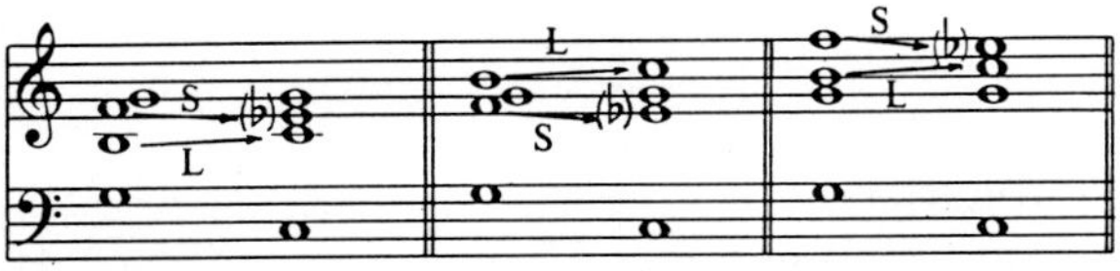


*Verkürzter Dominantseptakkord* (= ohne Funktionsgrundton). Dieser Akkord erscheint stets mit der Quinte als Baßton.

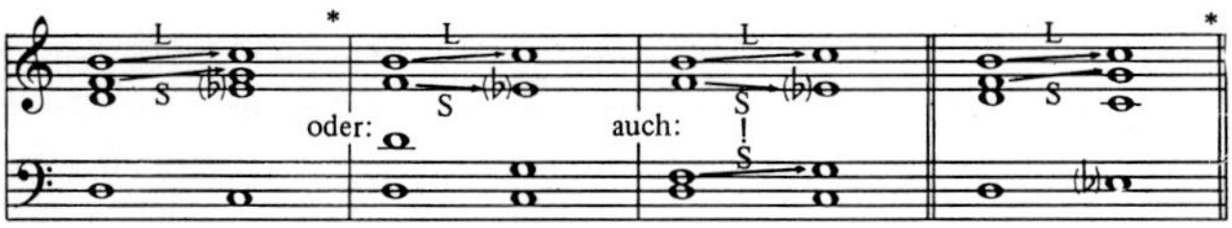


Man achte beim Dominantseptakkord sehr bewußt auf die Baßführung (mitsingen!). Hier liegt für das hörende Erfassen der entscheidende Einstieg. Denkweg:

| Fortführung → | Baßton → | Akkordtyp |
|---|---|---|
| Quinte abwärts (Quarte aufwärts) | Grundton | Grundstellung |
| Sekunde aufwärts | Leitton (=Terz) | Quintsextakkord |
| kleine/große Sekunde abwärts | Septime | Sekundakkord |
| große Sekunde abwärts *oder* kleine/große Sekunde aufwärts | Quinte | Terzquartakkord |

Wegen der unentschiedenen Baßführung bildet der Terzquartakkord in der Regel das eigentliche Problem.

* Da der Funktionsgrundton und somit die Septspannung fehlen, ist *Auf*wärtsführung der Septime in der Mittelstimme üblich.

Um eine Verwechslung mit dem Sekundakkord auszuschließen, höre man auf die Art des Folge-Akkordes und auf die Baß-Richtung:

Sekundakkord → Sextakkord (Dur/Moll)
Terzquartakkord → Grundstellung
↘ Sextakkord (Dur/Moll) (durch *aufwärts* führenden Baßschritt erreicht!)

*Singen*

Grundsätzlich auf Tonnamen!

**1** Von einzeln vorgegebenen Tönen aus Dominantseptakkord ($D^7$) aufwärts (Ton = Grundton) und – schwerer! – abwärts (Ton = Septime):

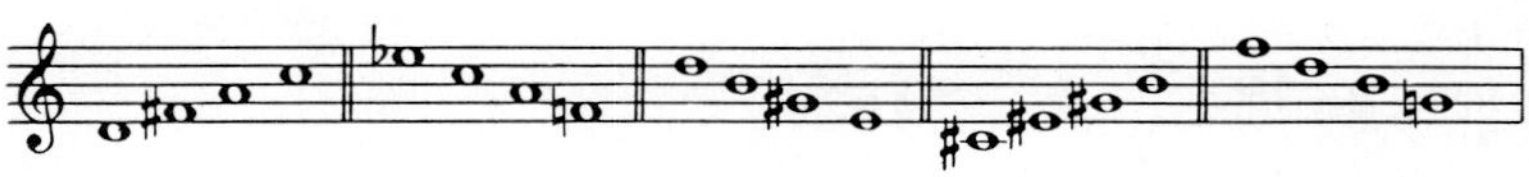

Anschließend Terz (= Leitton) und Septime heraussingen und auflösen:

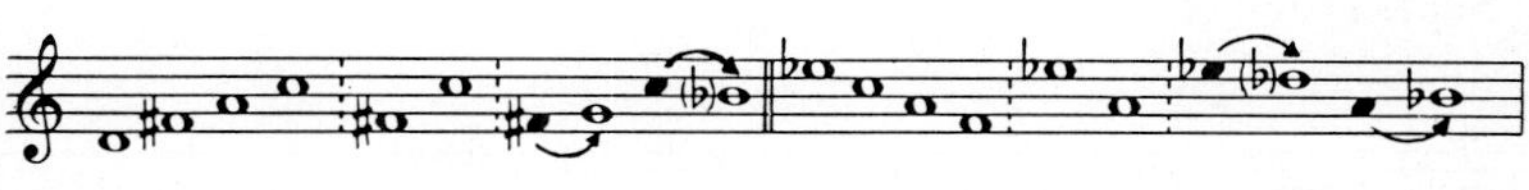

**2** Ein Ton abwechselnd als Grundton, Terz, Quinte, Septime eines $D^7$:

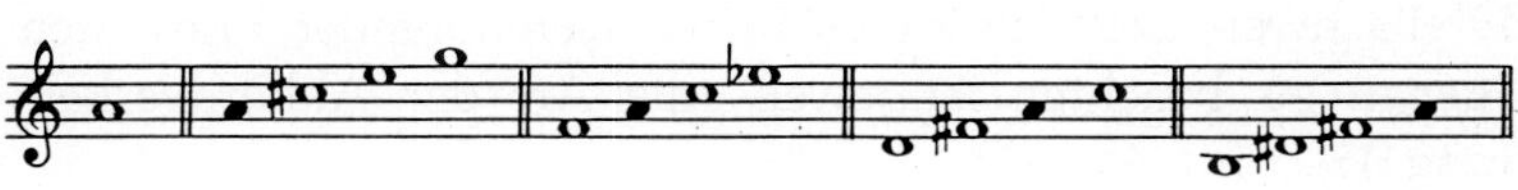

❸ Ein- und derselbe Baßton als Grundton, Terz, Quinte, Septime eines $D^7$; es ergeben sich, auf verschiedene Tonarten bezogen, dessen Umkehrungen:

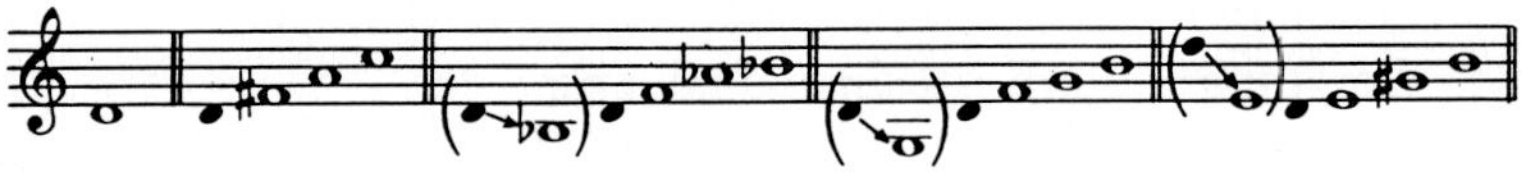

Anschließend Terz (= Leitton) und Septime heraussingen und auflösen, z. B.:

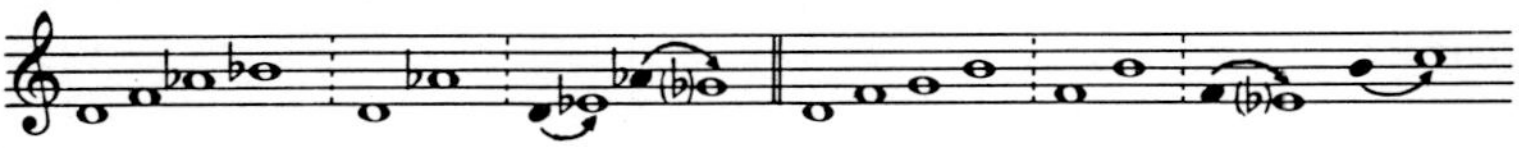

❹ $D^7$-Ketten: Schlußton wird beliebiges Intervall eines neuen $D^7$.

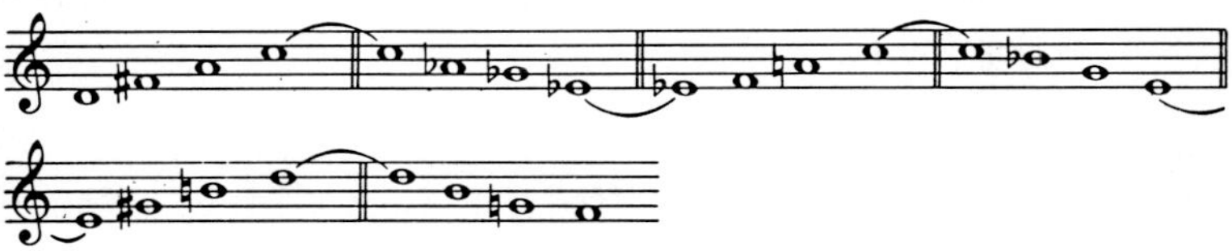

❺ Von einem Ton aus: *verminderter Septakkord* (a = aufgebaut aus drei kleinen Terzen); *Dominantseptnonakkord* mit (b) und ohne Quinte (c), mit kleiner und großer None; *verschiedene Septklänge* (d, e, f).

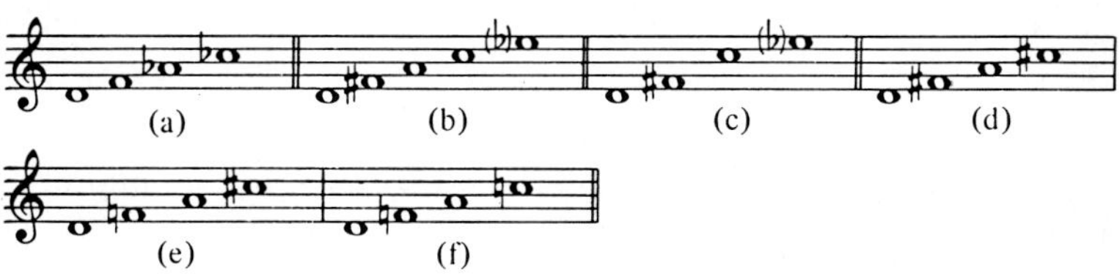


Drei schwere Beispiele zum schrittweisen hörenden Erarbeiten (genau zu beachten ist jeweils die Art der Akkordverkettung!):

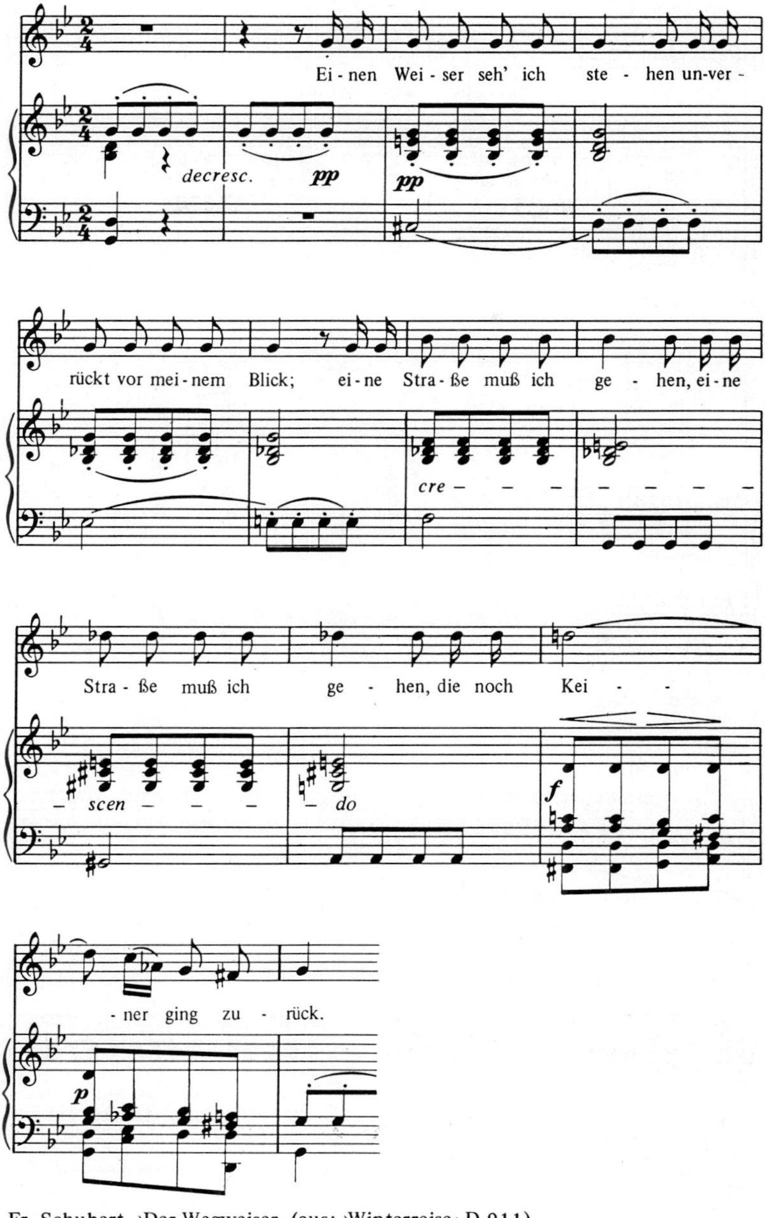
Ei - nen Wei - ser seh' ich ste - hen un-ver -
decresc.
pp
pp
rückt vor mei - nem Blick; ei - ne Stra - ße muß ich ge - hen, ei - ne
cre
Stra - ße muß ich ge - hen, die noch Kei -
scen
do
f
- ner ging zu - rück.
p

Fr. Schubert, ›Der Wegweiser‹ (aus: ›Winterreise‹ D 911)

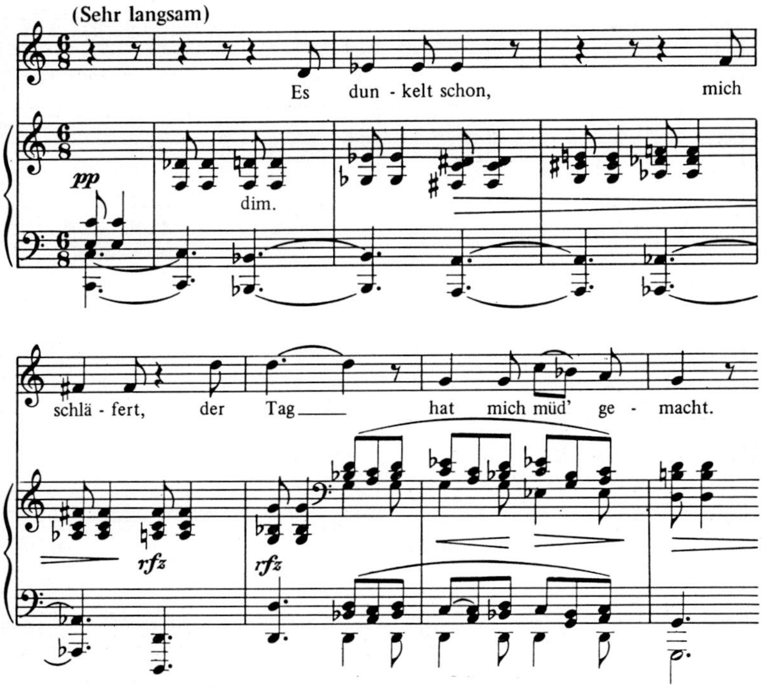
(Sehr langsam)
Es dun - kelt schon, mich
schlä - fert, der Tag hat mich müd' ge - macht.
pp
dim.
rfz
rfz

J. Brahms, »Der Tod, das ist die kühle Nacht« op. 96,1

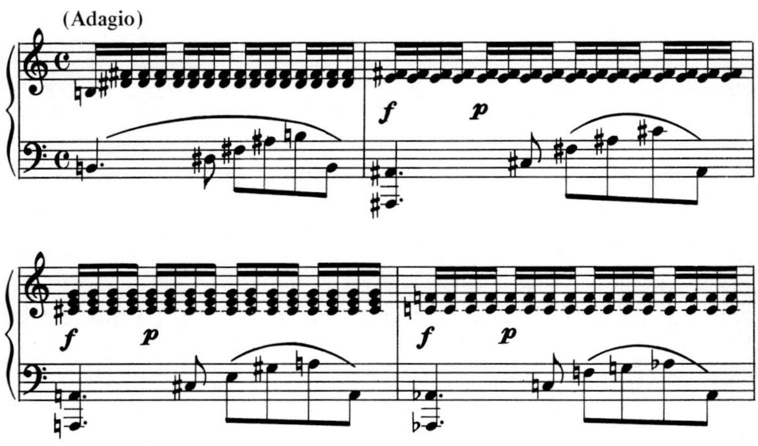
(Adagio)
f
p
f
p
f
p

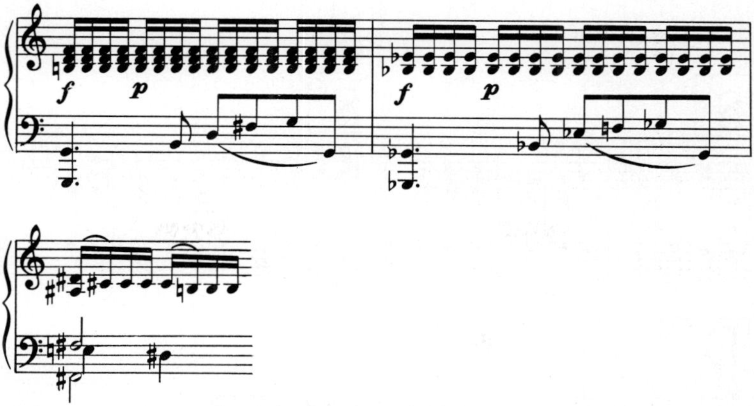


W. A. Mozart, Fantasie c-moll KV 475, Adagio

## Akkordfolgen

❶ Das Erfassen harmonischer Vorgänge sollte modellhaft zumindest an der Grundkadenz geübt werden. (Vorgehen variieren: Spielen hörend mitvollziehen / Spielen mit Unterbrechung → Folgeklang vor dem Spielen innerlich voraushören / Lesen → Vorstellung kontrollieren.)

Es empfiehlt sich, um die jeweilige Klangform genau nachzuvollziehen, die Übung in zwei Schritte zu zerlegen: zunächst die beiden Formen der Subdominante für sich (mit großer Sexte *und* Quinte; Funktionsbezeichnung: $S^{\substack{6\\5}}$ / mit großer Sexte *statt* Quinte: $S^{6}$) und die der Dominante (mit Quartvorhalt: $D^{4\,3}_{-\,-}$ / als Vorhaltsquartsextakkord: $D^{\substack{6\,5\\4\,3}}_{-\,-}$ / mit der kleinen Septime als Durchgang: $D^{8\,7}_{-\,-}$ / als $D^{7}$, vgl. das Kapitel S. 39ff.); danach diverse Kombinationen dieser Akkorde.

Die (hier in C-Dur gegebenen) Formeln sind zumindest in folgenden Tonarten zu spielen und zu notieren (große Buchstaben = Dur, kleine = Moll):

*G D A* | *a e h fis*
*F B Es* | *d g c*

## *Einzelfunktionen*

$S^{6}_{5}$

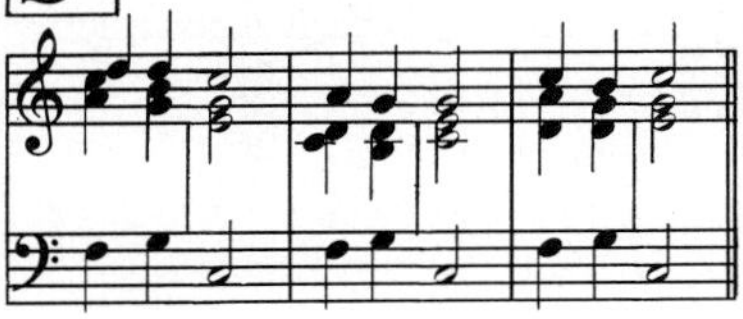

$S^{6}$

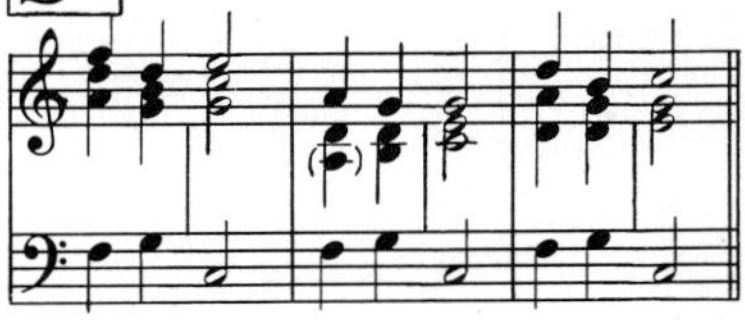

$D^{4\;3}_{-}$

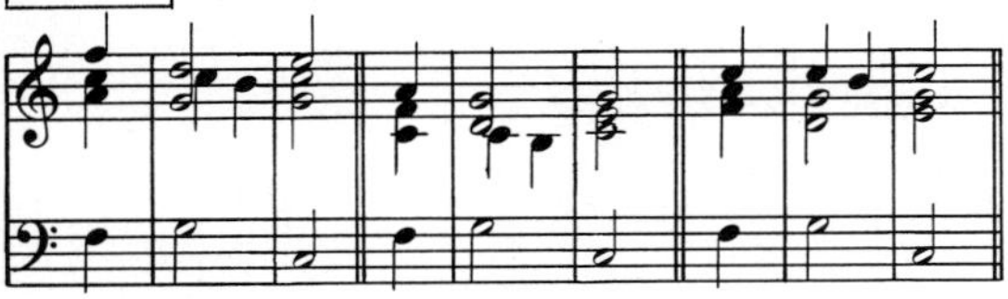

$D^{6\;5}_{4\;3}$

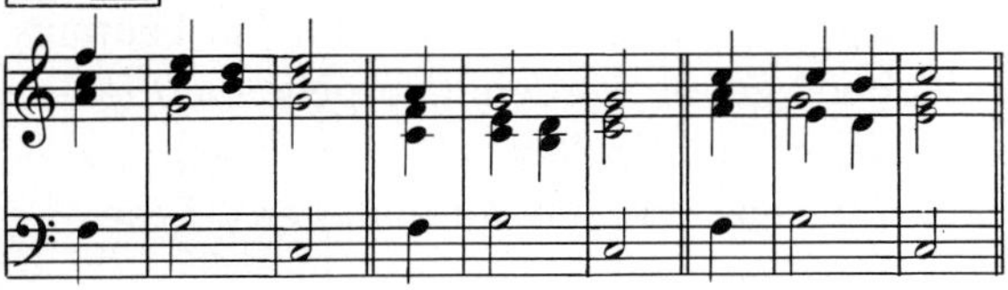

$D^{8\;7}_{-}$

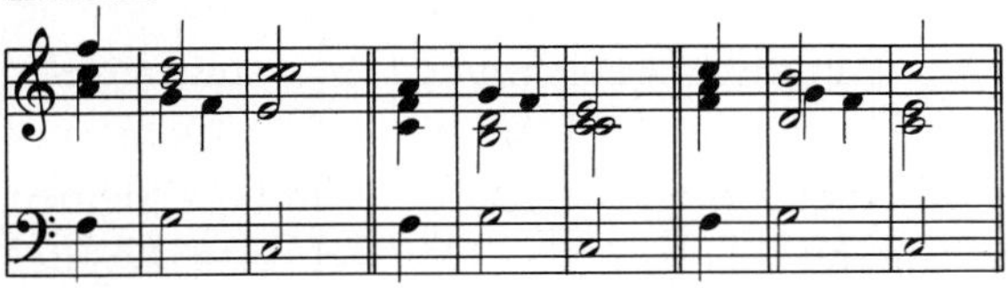

## *Kombinationen*

| | | | | | |
|---|---|---|---|---|---|
| | S | s | D | | |
| T/t | $S^{6}$ | $S^{6}_{5}$ | $D^{4\,3}_{-}$ | $D^{8\,7}_{-}/D^{7}$ | T/t |
| | $s^{6}$ | $s^{6}_{5}$ | $D^{6\,5}_{4\,3}$ | | |

❷ Klangverbindungen erforschen und nachvollziehen.
Häufig am Klavier verschiedene Akkordfolgen »zufällig« entdecken oder gezielt »ausprobieren«.
Beispielsweise: entfernte Terzverwandtschaft (a), irreguläre Weiterführungen (b), erweiterte Kadenz (c).

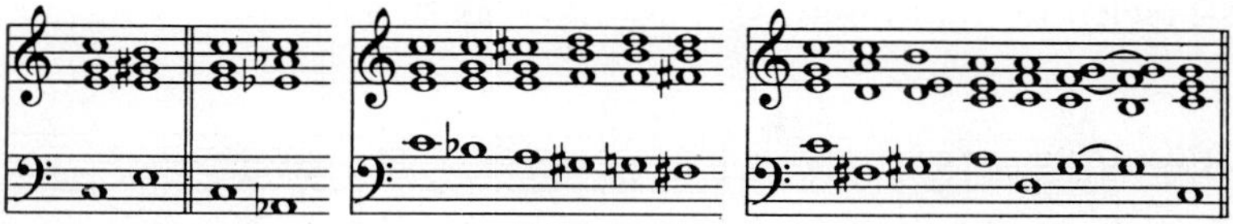

(a) (b) (c)

Entscheidend ist nicht Schnelligkeit, sondern bewußtes Hinhören (und Hinsehen!). (»Takt-los« denken: Die metrischen Bedingungen harmonischer Progression dürfen hier zugunsten der Klangauffassung vernachlässigt werden.)

Auch umkehren: von gegebenem Anfangsklang aus bestimmten Folgeklang innerlich vornehmen, spielen, innerlich fortschreiten, spielen.

*Singen*

Grundsätzlich auf Tonnamen!

❶ Die Oberstimmen der Kadenzformeln S. 46 singen; Baßton jeweils am Instrument vorgeben, z. B.:

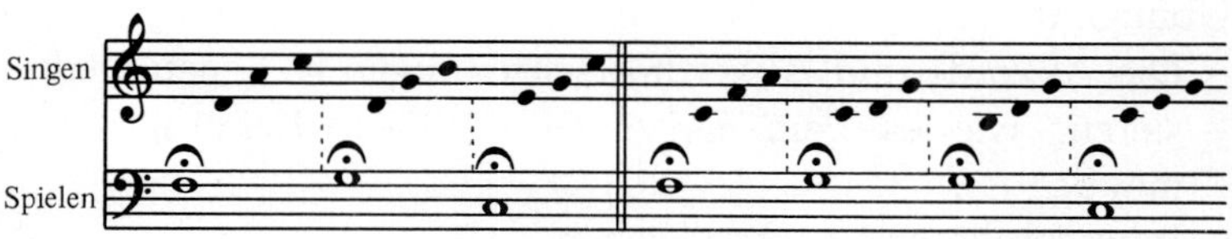


❷ In derselben Weise Septakkorde und ihre Auflösung (s. S. 39f.):

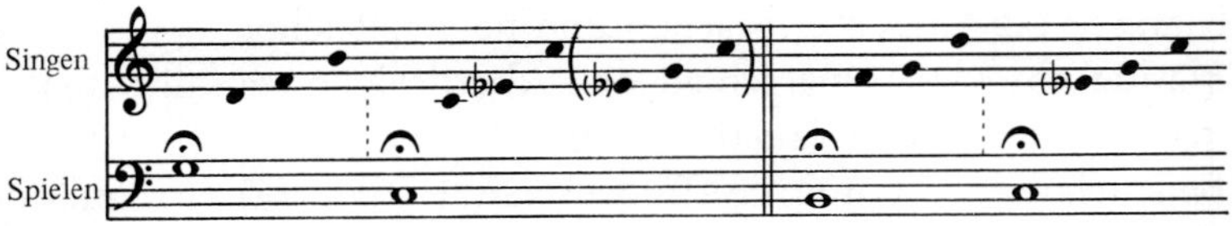


Anschließend Terz (= Leitton) und Septime heraussingen / -spielen und auflösen (vgl. Aufgabe ❶ S. 41):

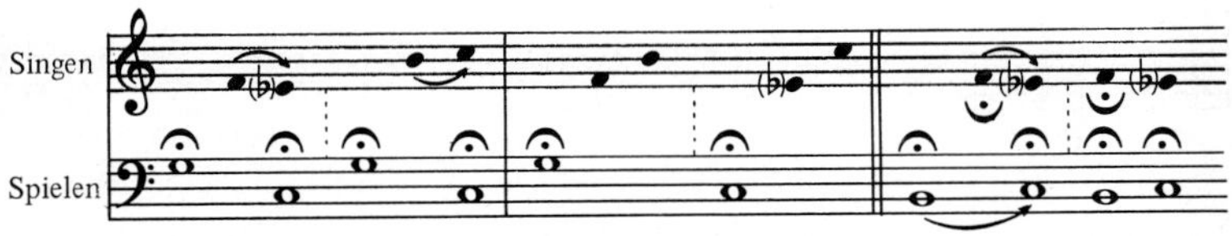


Sowohl die einzelnen Kadenzen wie auch die Septakkorde jeweils sofort nach dem Singen noch einmal im Zusammenhang spielen.
Auch transponiert – s. die Tonarten S. 45 – singen!

*Analyse*

Folgende (erweiterte) Kadenzen bzw. Ausschnitte, die auf kadenzierenden Verläufen beruhen, entstammen den Klaviersonaten W. A. Mozarts.

❶ Übungen:
- Die Akkorde und Akkordfortschreitungen so genau analysieren, wie es dem Einzelnen, je nach Kenntnisstand, möglich ist.
- Innerlich hörend nachvollziehen.
- Zur Kontrolle der inneren Hörvorstellung spielen.
- Erneut lesen (ohne Mit-Spiel!), wiederum spielen.
- In anderen Tonarten spielen.
- Ganz oder teilweise auswendig lernen und aufschreiben.

(a)

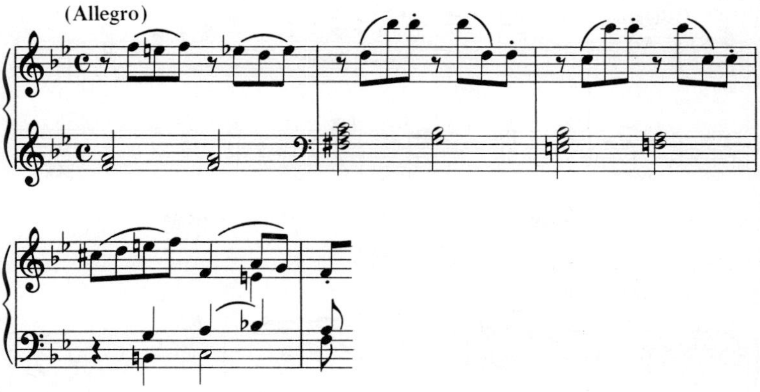


(b)

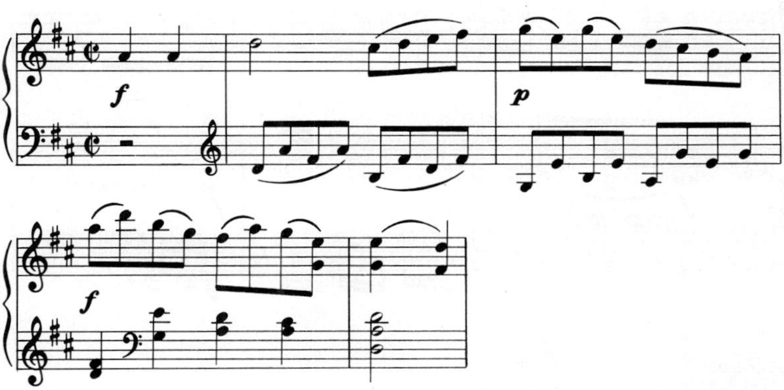

(c)

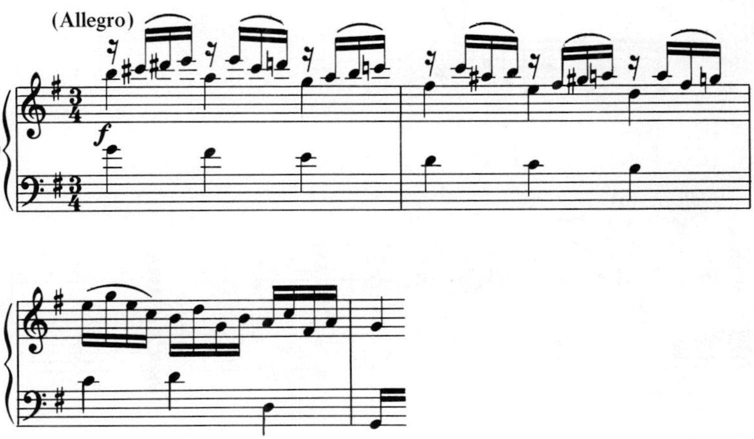

(d)

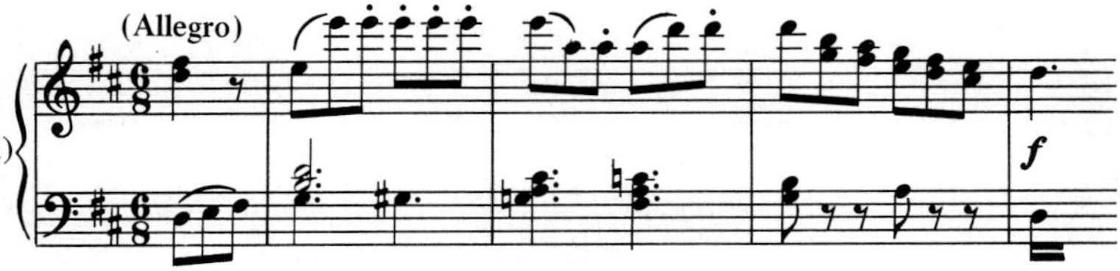


(e)

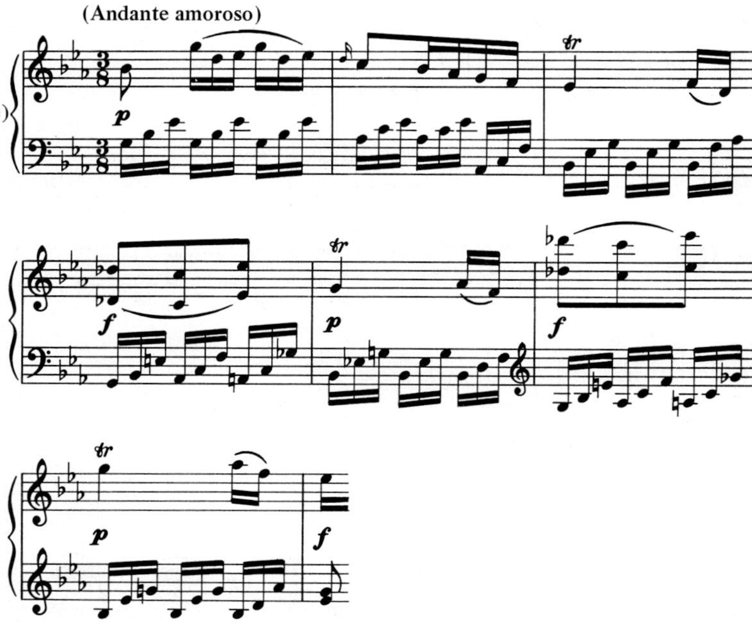


(f)

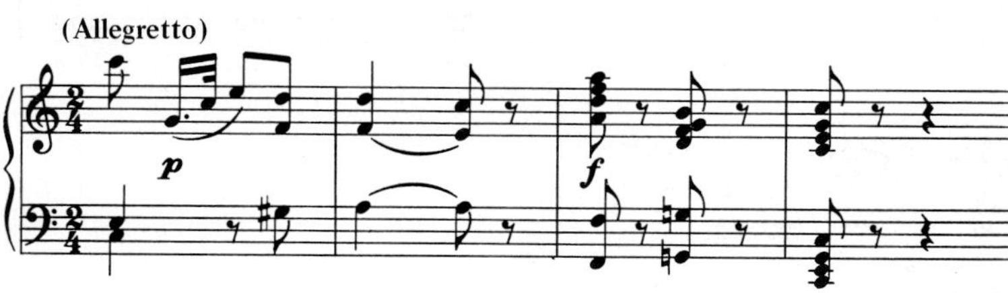

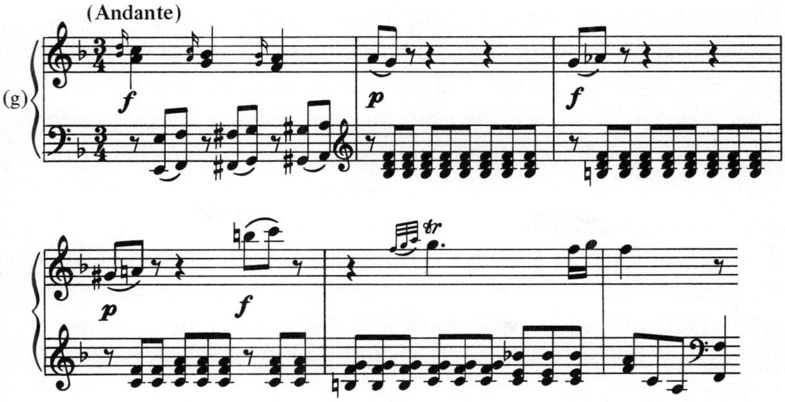
(Andante)
(g)

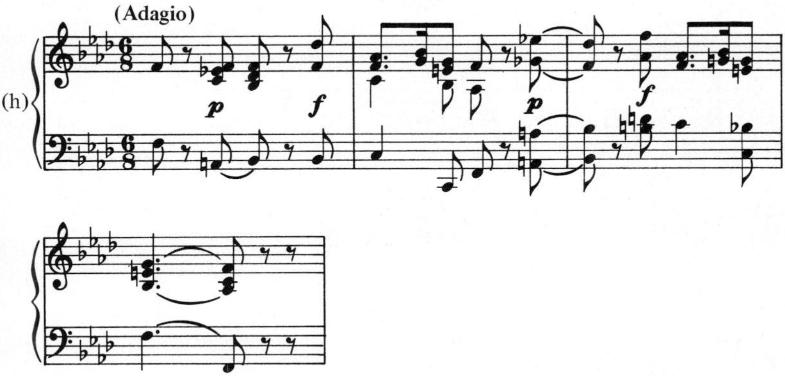
(Adagio)
(h)

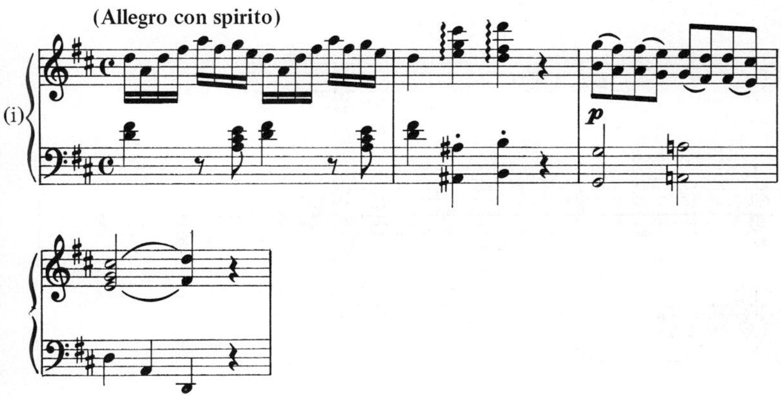
(Allegro con spirito)
(i)

❷ Die vorstehenden Beispiele sollten auf ihr abstraktes *Harmonieschema* (jene Folge von Akkorden und Akkordverbindungen, die dem figurierten Klaviersatz zu Grunde liegen) reduziert werden. Zweckmäßigerweise wähle man dafür – auch wenn dies bei Mozart keineswegs den satztechnischen Ausgangspunkt bildet – einen vierstimmigen Satz; dabei ist zugleich einwandfreie Stimmführung zu üben.
*Dringende Empfehlung:* Man unterziehe sich in jedem Fall der lohnenden Mühe, *selbst* den harmonischen Extrakt herauszuschreiben. Die hier (in einfachster Weise auf einem System) gegebenen Schemata sollen lediglich eine Kontrolle der eigenen Arbeit ermöglichen.

(a) 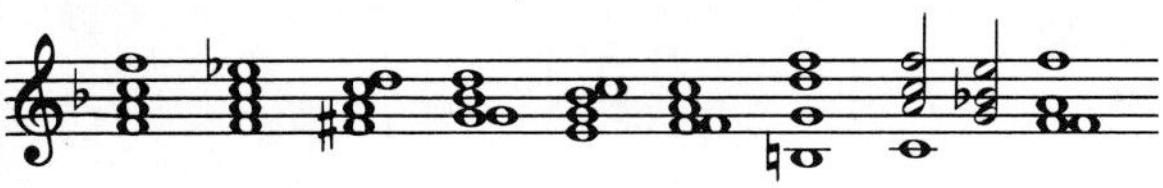

(b) 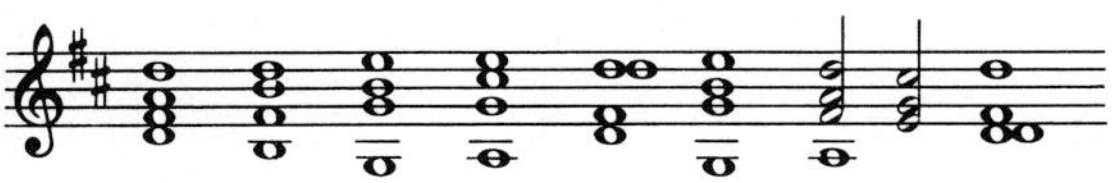

(c) 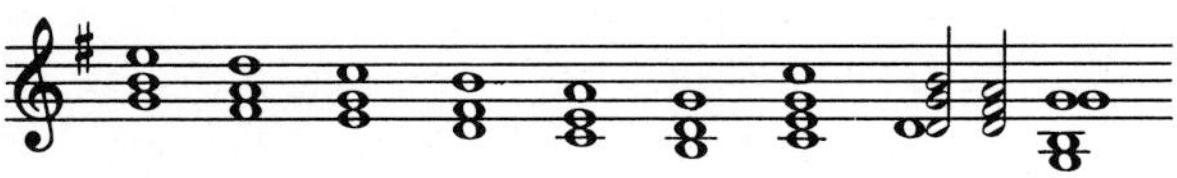

(d) 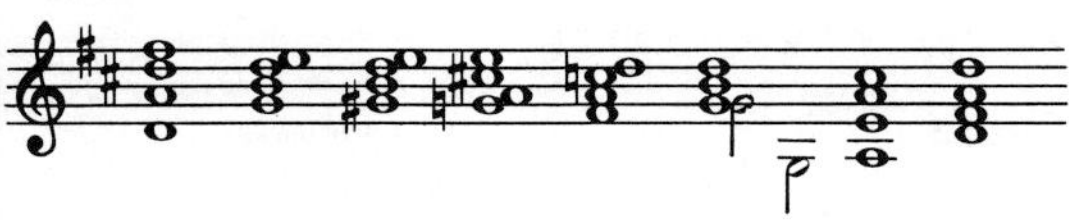

(e) 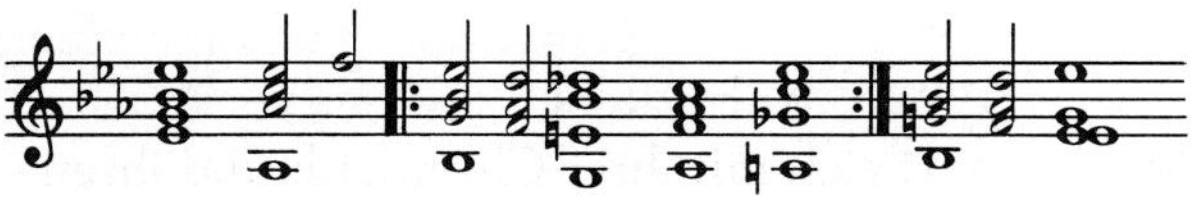

(f) 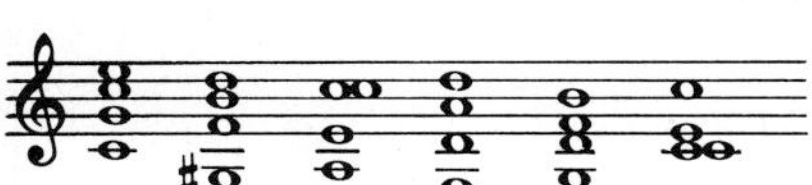

(g) 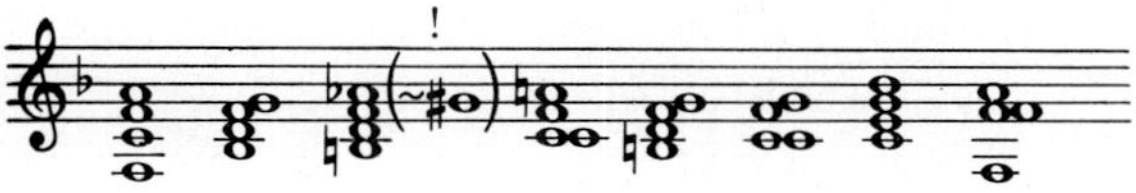

(h) 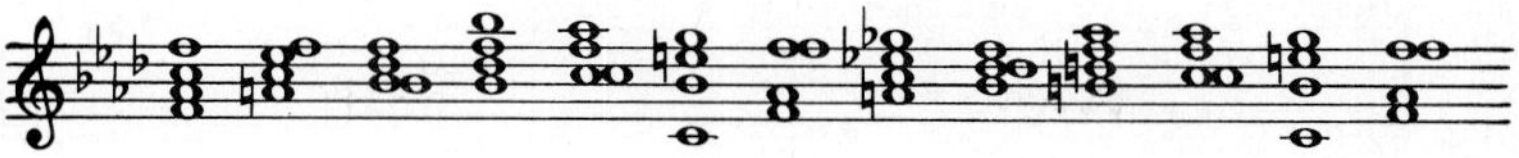

(i) 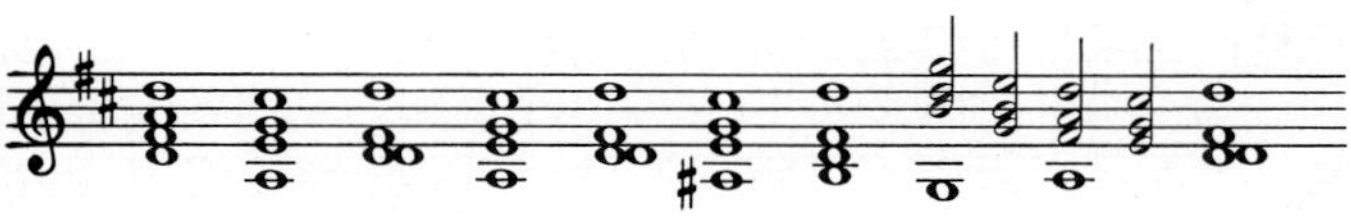

❸ Diese Harmonieschemata

- spielen,
- als gebrochene Akkorde auf- und abwärts singen (mögliche Hilfestellung: jeweiligen Baßton am Instrument spielen),
- erneut im Zusammenhang spielen und sofort den originalen Mozart-Satz anschließen,
- transponiert singen – spielen – singen.

*

Die folgende Stelle aus W. A. Mozarts Klavierkonzert C-Dur KV 467, 1. Satz, steigert sich mit ihrer Chromatik und ihren – den Hörer foppenden – Umwegen zu geistreich-abenteuerlichem Spiel mit der Kadenz.
Wem es zu schwer fällt, direkt aus der Partitur zu spielen, der möge die Takte in Klaviersatz umschreiben.

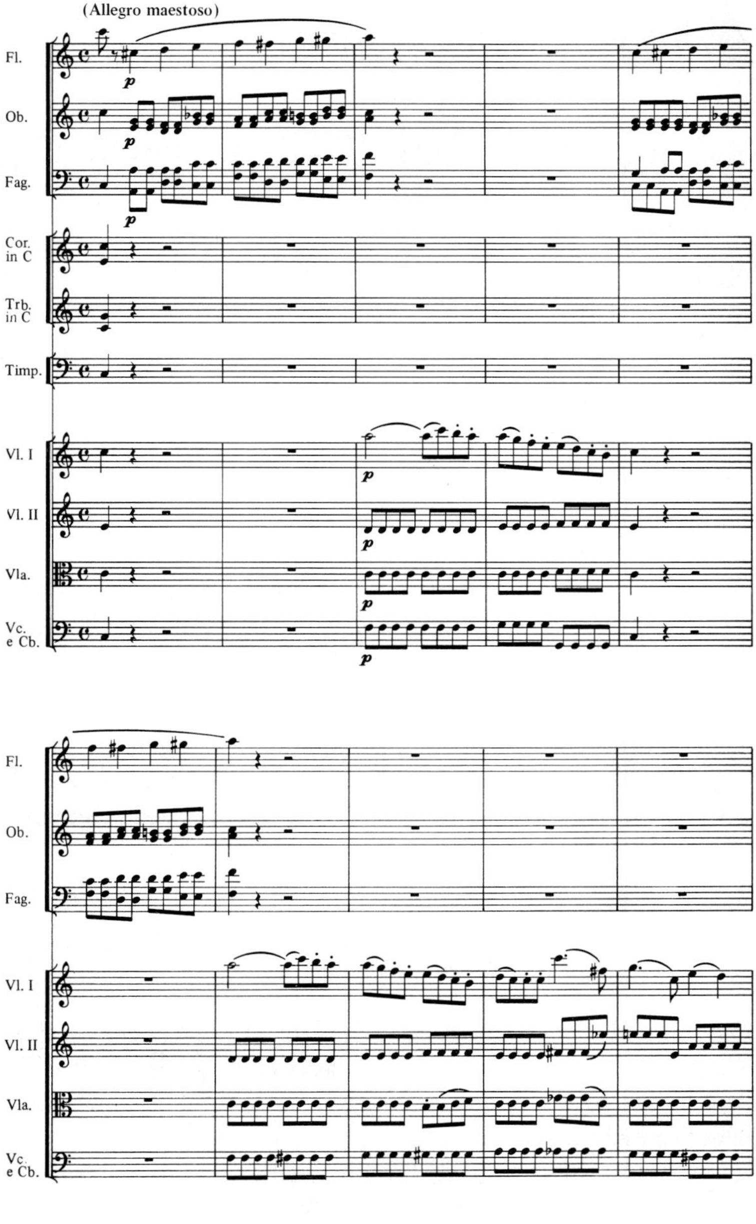
(Allegro maestoso)
Fl.
Ob.
Fag.
Cor. in C
Trb. in C
Timp.
Vl. I
Vl. II
Vla.
Vc. e Cb.

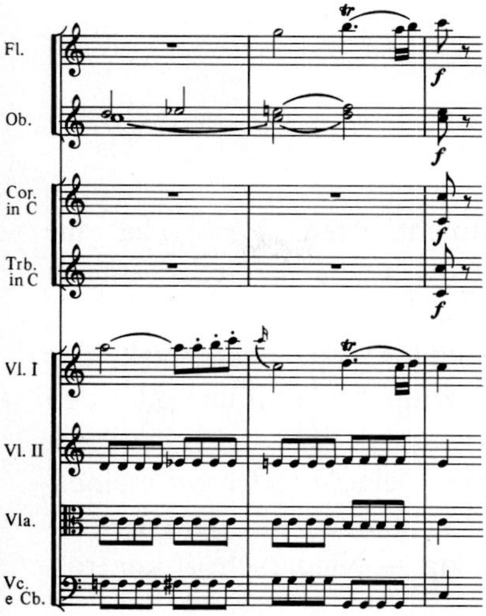


Auch hier gilt: Man entwerfe zunächst eigenständig das *Harmonieschema;* die hier notierte Lösung sei nur zum Vergleich und zur Kontrolle der eigenen Niederschrift herangezogen.
Auch an diesem Schema sind jene Hörübungen vorzunehmen, die unter ❸ (S. 53) beschrieben wurden.

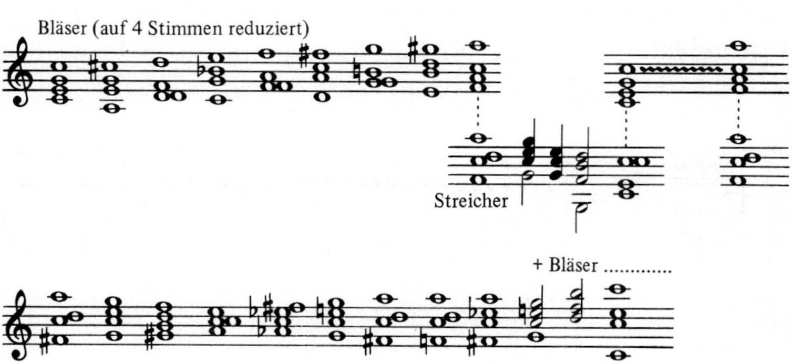

*Schreiben*

❶ Für Sänger und Melodie-Instrumentalisten: ganz oder nur teilweise die Stimme jenes Stückes aus dem Gedächtnis(!) aufschreiben, an dem man gerade arbeitet.

Für Spieler von Tasteninstrumenten: aus dem Werk, das man z. Zt. spielt, entsprechend nur die Oberstimme oder den Baß aufschreiben.

❷ Eine innerlich erfundene, gedachte Melodie (oder ein melodisches Teilstück) aufschreiben. Erst danach mit dem Instrument die Richtigkeit von Vorstellung → Niederschrift kontrollieren. Zum Beispiel:
Innerlich vorstellen → notieren:

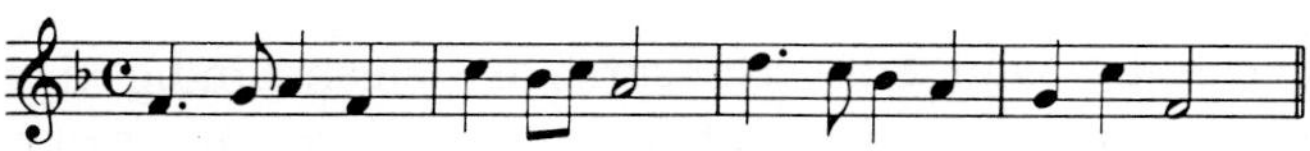

→ Spiel-Kontrolle.

❸ Folgende Anfänge innerlich hörend erfassen und zu einem abgeschlossenen melodischen Gebilde (= Abschluß auf der Tonika) ergänzen.

Die – in stummer Niederschrift – erfundene Lösung mit dem Instrument spielen und prüfen; danach mit dem Literatur-Vorbild (mitgeteilt auf S. 65–67) vergleichen.

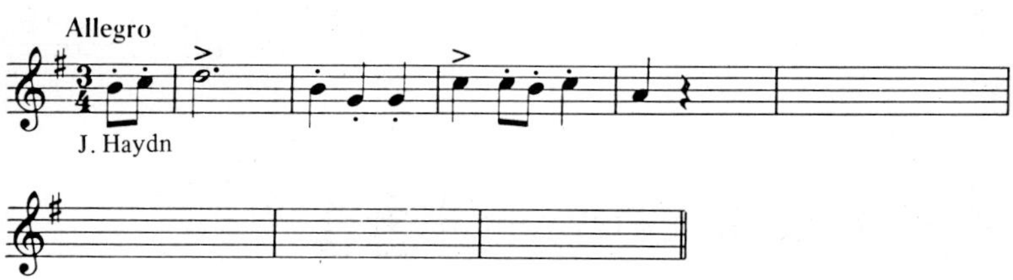

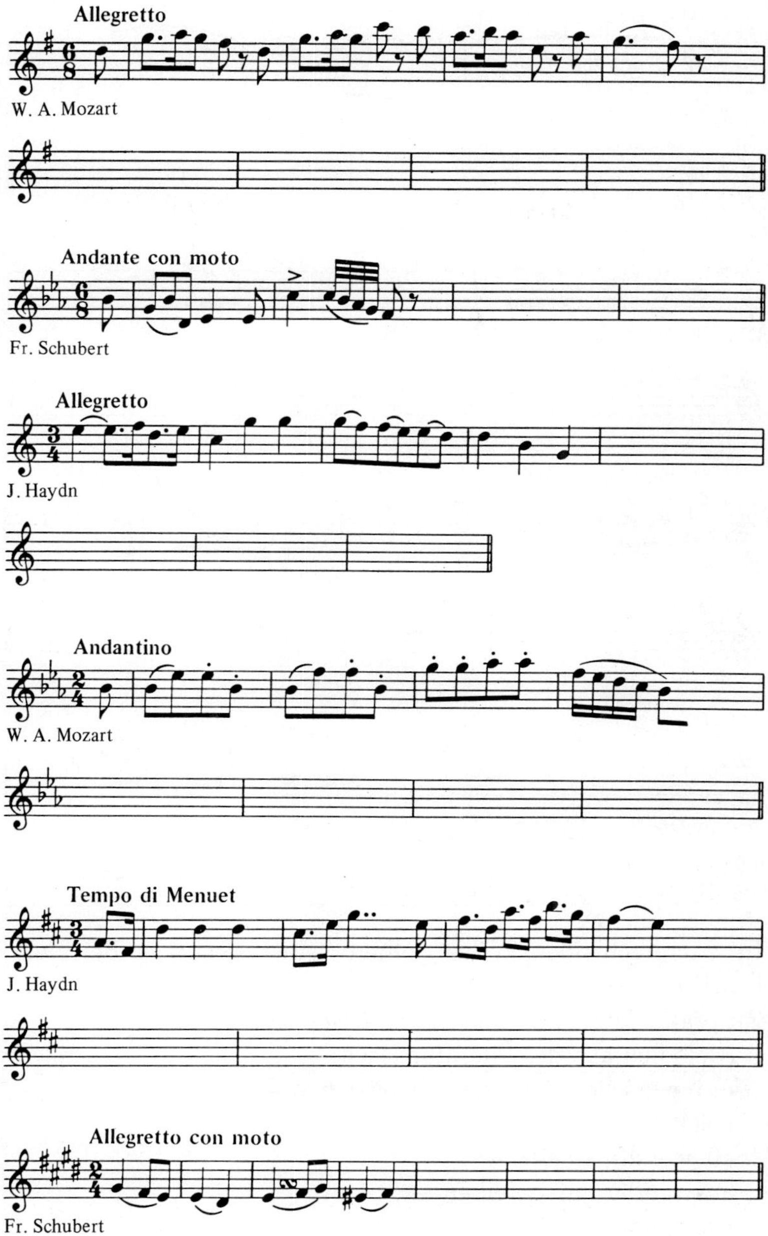

Allegretto
W. A. Mozart
Andante con moto
Fr. Schubert
Allegretto
J. Haydn
Andantino
W. A. Mozart
Tempo di Menuet
J. Haydn
Allegretto con moto
Fr. Schubert

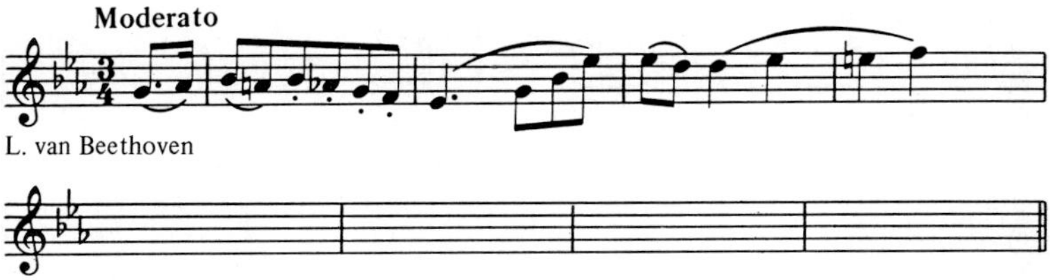


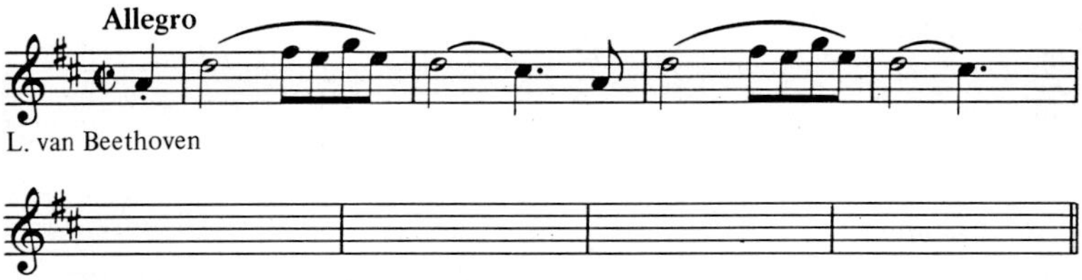


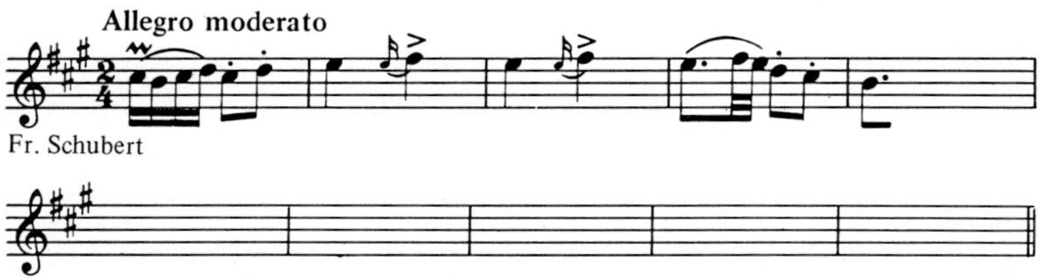


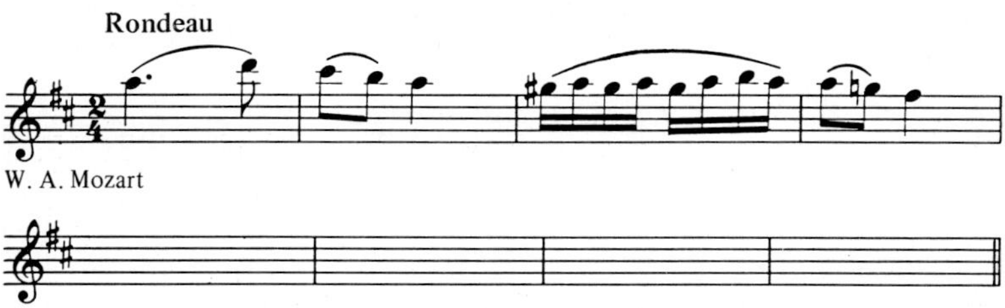


In entsprechender Weise sollten selbst gesuchte Beispiele bearbeitet werden.

Zu praktizieren sind auch reine *Lese-Übungen:*

Melodien aus der Literatur lesen →
in innerlichem Hören nachvollziehen →
spielen →
auswendig spielen →
auswendig aufschreiben →
transponiert spielen.

Vom Blatt-Singen mit anschließender instrumentaler Kontrolle: Lieder, Choräle, Motetten, Messen, Kantaten, weltliche Chorwerke.*

Bei mehrstimmigen Chorwerken sind vor allem die – in der Regel schwierigeren – Mittelstimmen zu berücksichtigen.

Wichtig dabei: vor allem bei komplizierten Stimmen nicht in isolierten Intervallschritten, sondern in übergreifenden Abläufen denken. Zwei kurze Beispiele sollen zur Verdeutlichung dienen. Die folgende Baß- und Altstimme aus Igor Strawinskys ›Psalmensymphonie‹ (1. bzw. 3. Satz) sind nicht leicht zu singen:

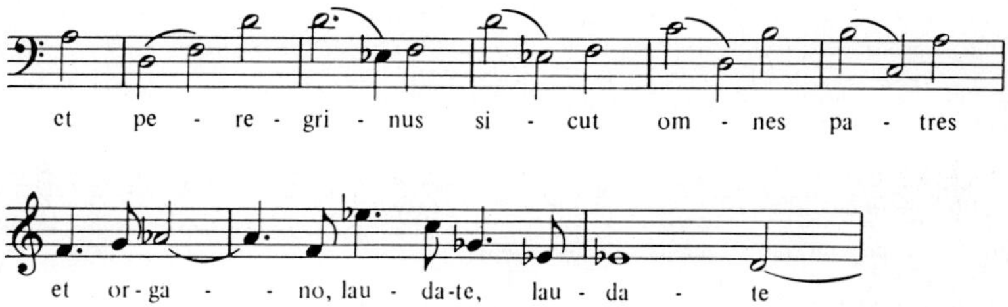
et pe - re - gri - nus si - cut om - nes pa - tres
et or - ga - - no, lau - da-te, lau - da - te

Fixiert sich der Alt auf den Sprung *f–es* und der Baß auf seine Septimen, wird es immer wieder Hör- und Intonationsprobleme geben. Beide Stimmen aber werden leicht zugänglich, wenn man sie, ihrer Struktur folgend, in der folgenden Weise hörend/singend begreift:

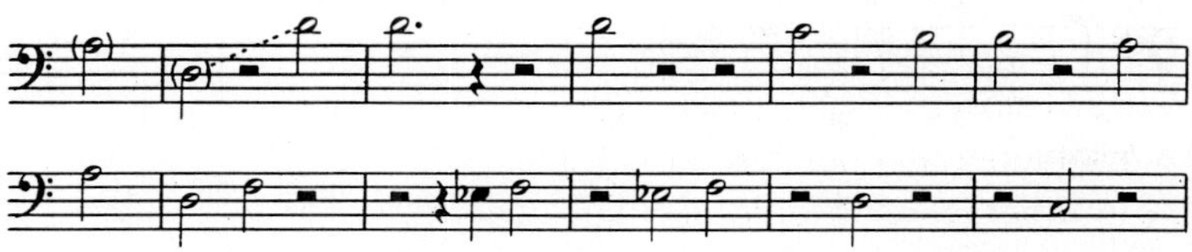

* Da entsprechende Ausgaben leicht zugänglich sind, wird hier auf den Abdruck von Beispielen verzichtet.

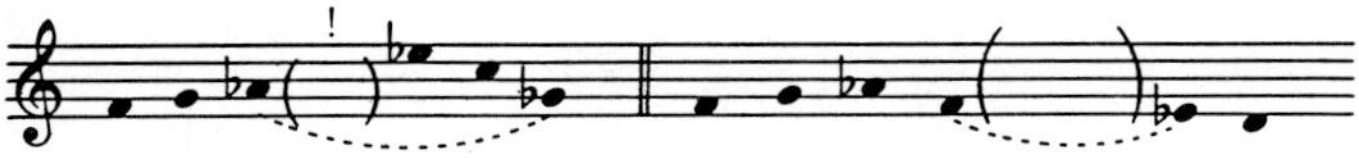

Man erarbeite sich in entsprechender Weise die folgenden, nicht leichten Beispiele:

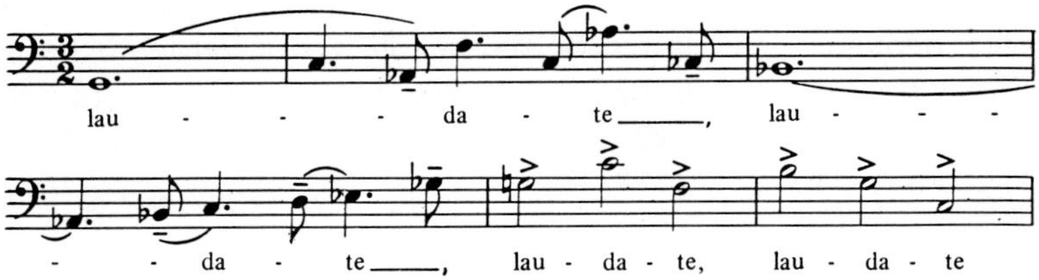
lau - - - da - te, lau - - -
- - da - te, lau - da - te, lau - da - te
I. Strawinsky

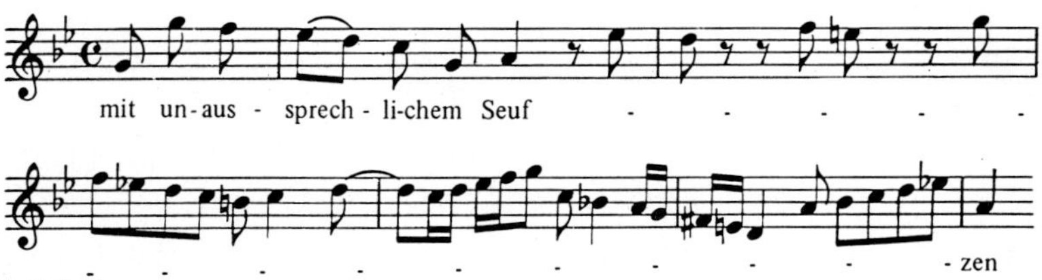
mit un-aus - sprech - li-chem Seuf - - - - -
- - - - - - - - - - - - zen
J. S. Bach

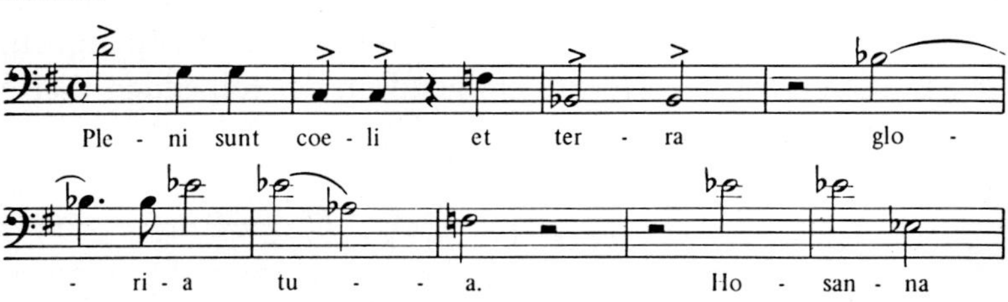
Ple - ni sunt coe - li et ter - ra glo -
- ri - a tu - - a. Ho - san - na
A. Bruckner

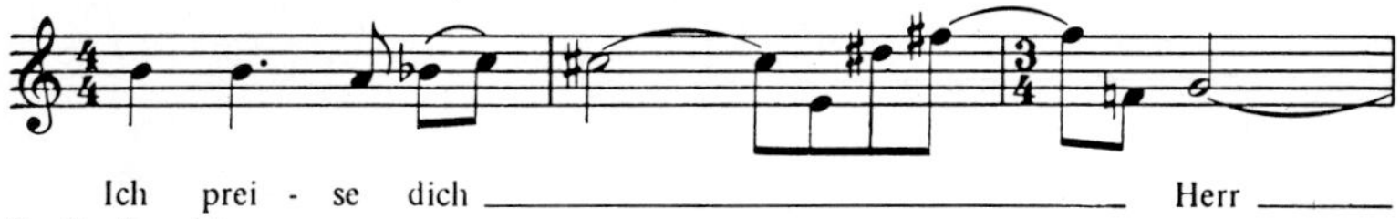

Kr. Penderecki

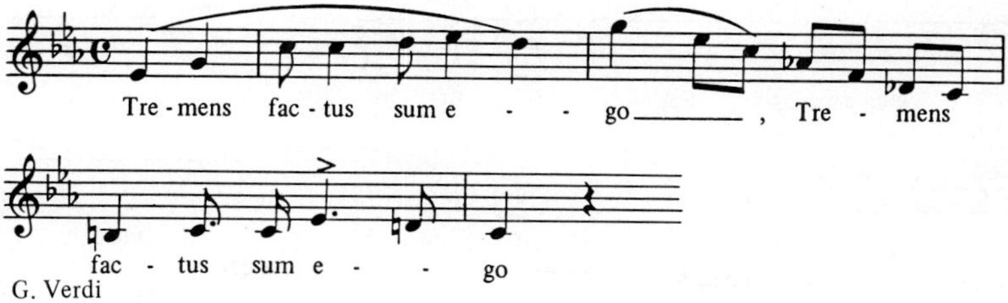
Tre - mens fac - tus sum e - - go, Tre - mens
fac - tus sum e - - go

G. Verdi

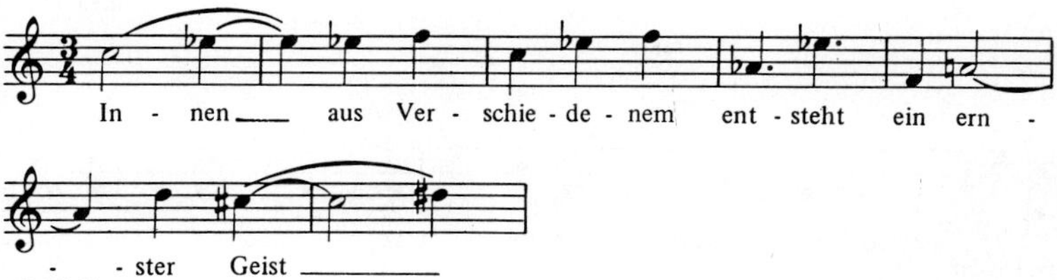
In - nen aus Ver - schie - de - nem ent - steht ein ern -
- - ster Geist

H. W. Henze

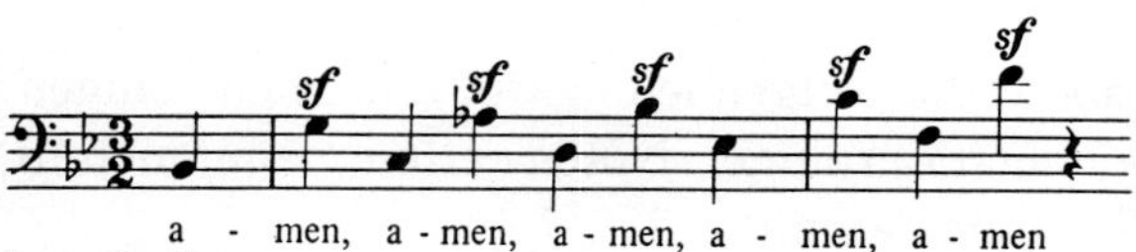
sf sf sf sf sf
a - men, a - men, a - men, a - men, a - men

L. van Beethoven

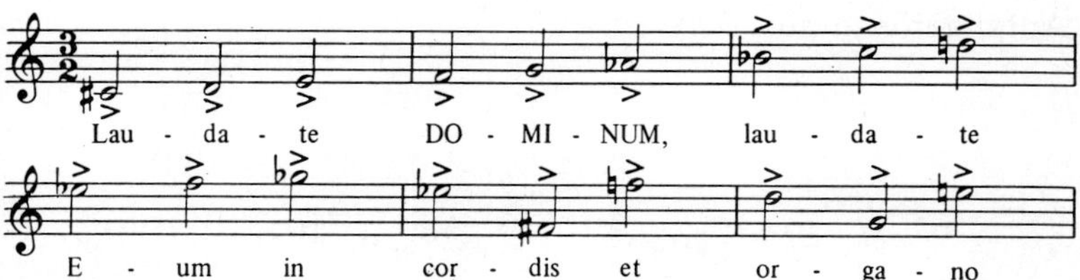
Lau - da - te DO - MI - NUM, lau - da - te
E - um in cor - dis et or - ga - no

I. Strawinsky

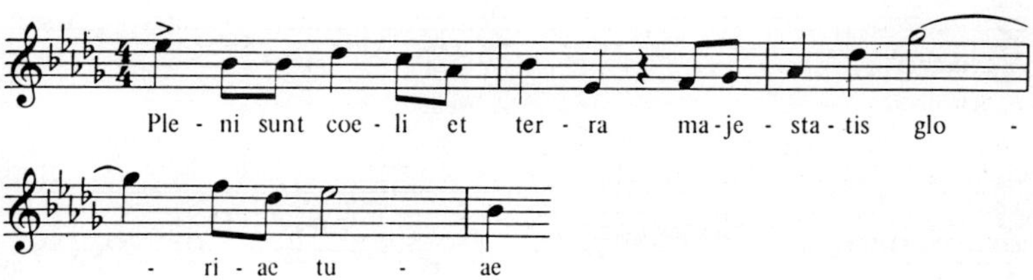
Ple - ni sunt coe - li et ter - ra ma - je - sta - tis glo -
- ri - ae tu - ae

Z. Kodály

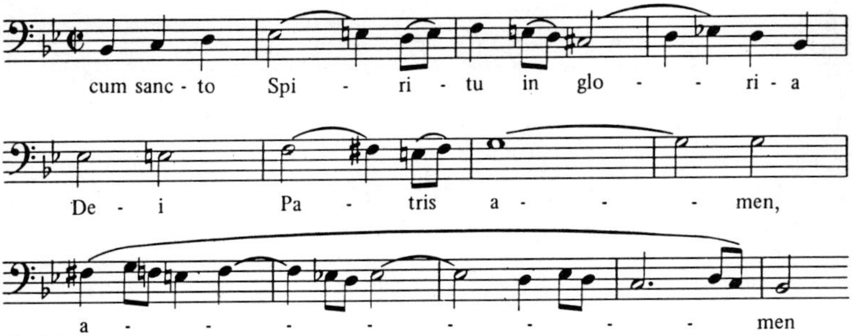
cum sanc - to Spi - ri - tu in glo - - ri - a
De - i Pa - tris a - - - men,
a - - - - - - - - men
Fr. Schubert

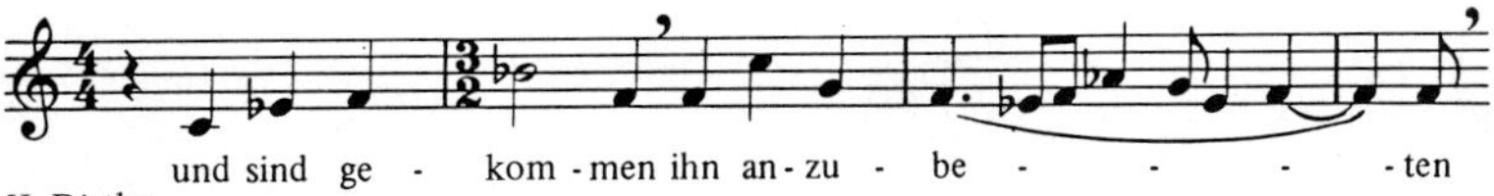
und sind ge - kom - men ihn an - zu - be - - - - ten
H. Distler

Schwere Aufgabe: die folgenden Zwölftonreihen singen (zunächst in gleichmäßig ruhigen Notenwerten, dann auch in frei gewählter Rhythmisierung).

Zur Festigung der inneren Ton- und Intervallvorstellung singe man die Reihen stets auf Tonnamen, auch von anderen Anfangstönen aus.

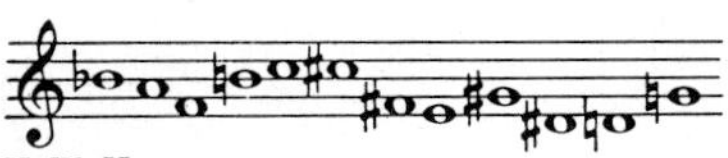
H. W. Henze

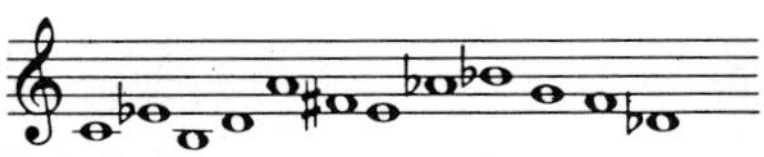
B. A. Zimmermann

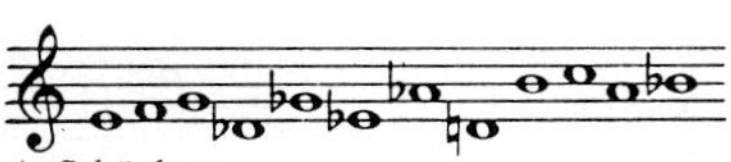
A. Schönberg

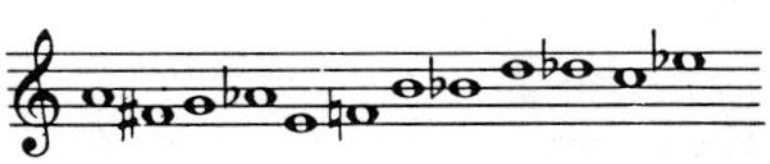
A. Webern

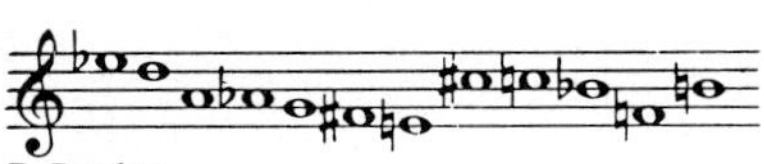
P. Boulez

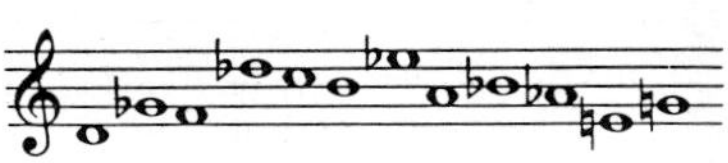
E. Krenek

*Analyse*

Folgende – und andere, selbst gefundene – Beispiele sind in dieser Reihenfolge zu erarbeiten:

- analytisch aufschlüsseln (vgl. S. 14ff. und 59f.),
- innerlich hören,
- bis zu dreimal aufmerksam spielen,
- aus dem Gedächtnis niederschreiben.

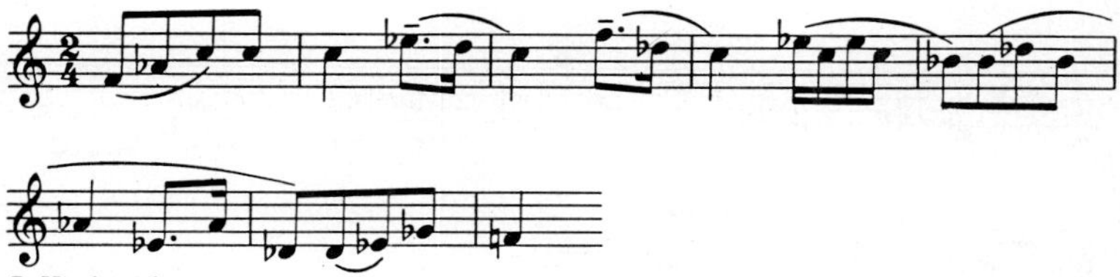

P. Hindemith

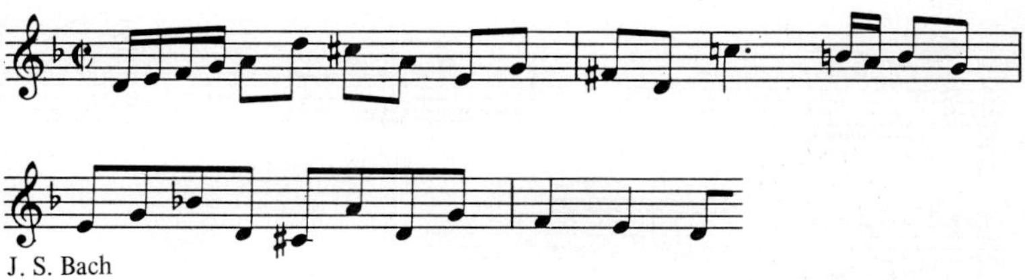

J. S. Bach

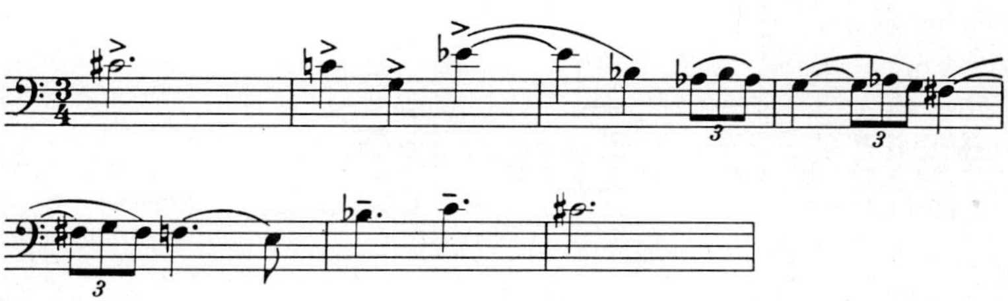

P. Hindemith

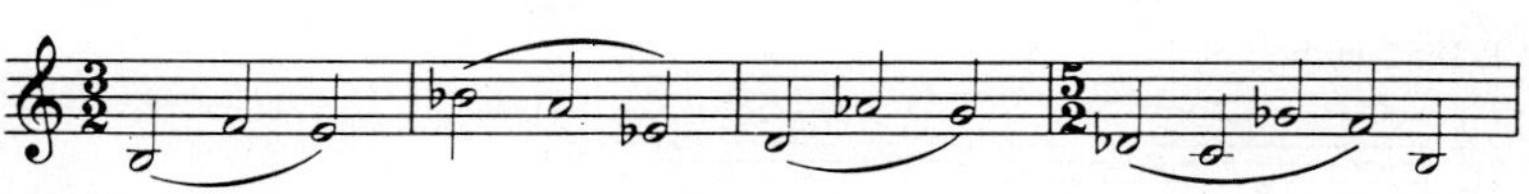

W. Lutosławski

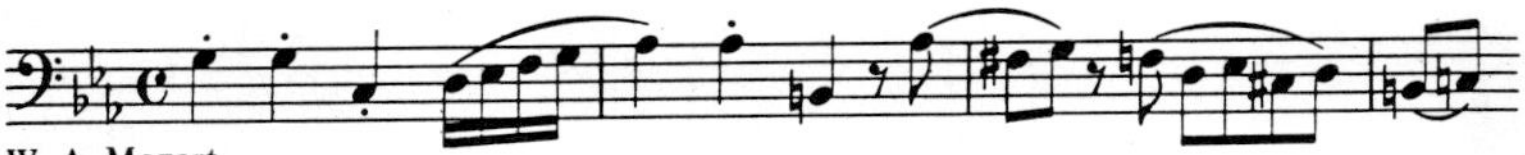

W. A. Mozart

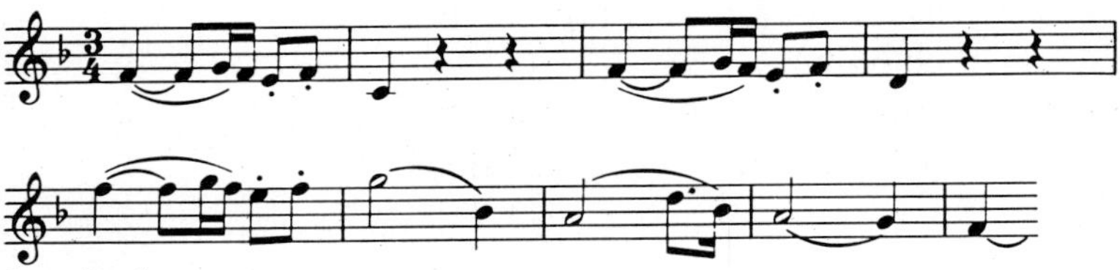

L. van Beethoven

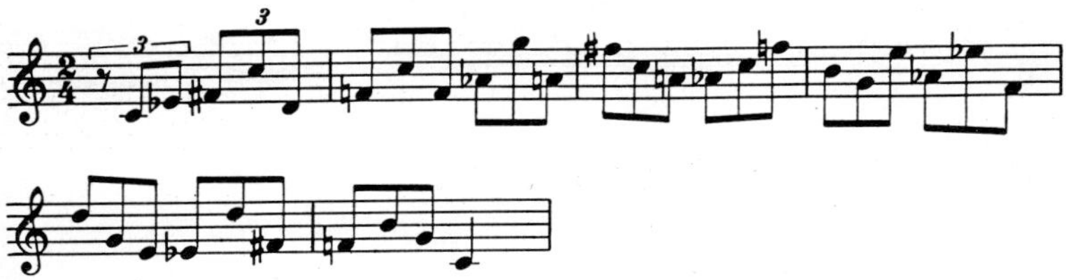

I. Strawinsky

Vivo

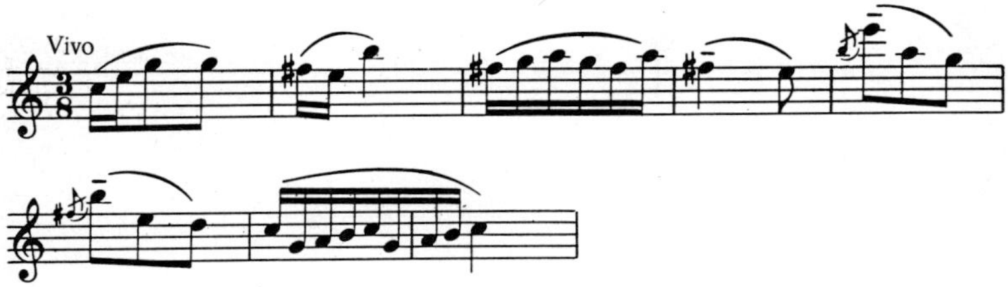

Fr. Poulenc

Sarabande

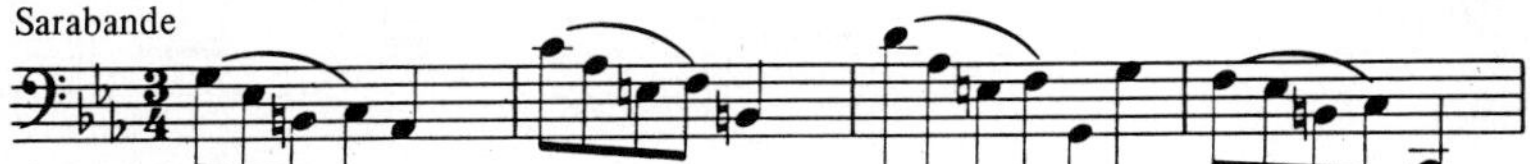

J. S. Bach

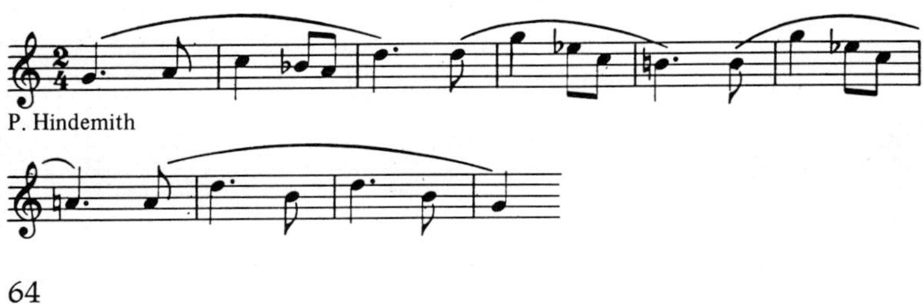

P. Hindemith

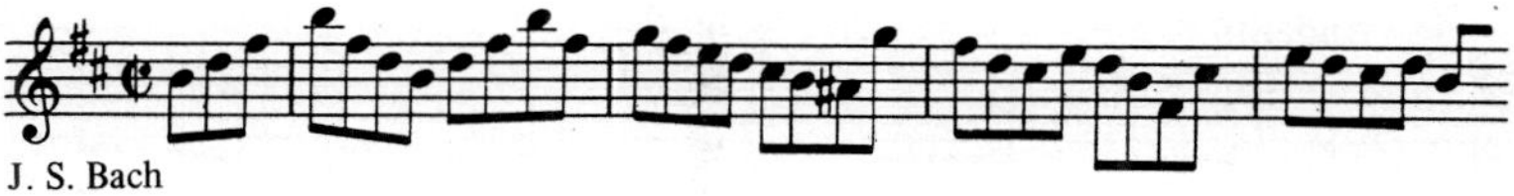

J. S. Bach

Die Literaturbeispiele zu der Aufgabe auf S. 56–58.

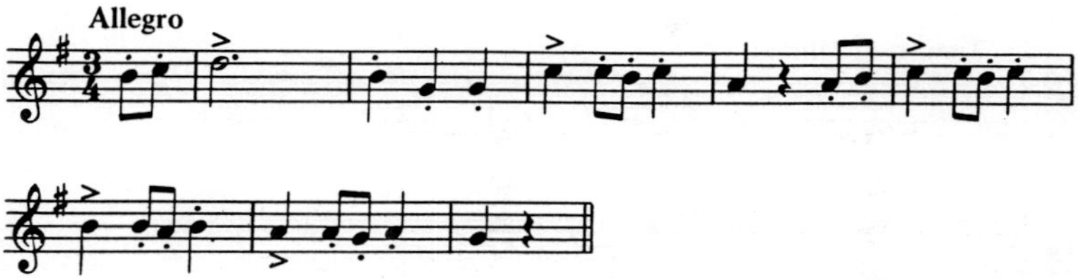


J. Haydn

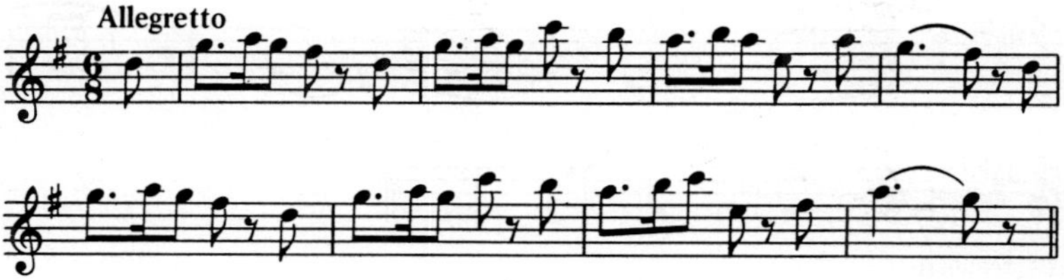


W. A. Mozart

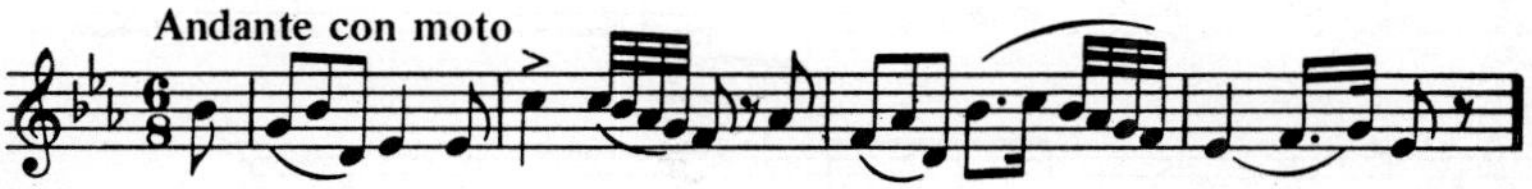


Fr. Schubert

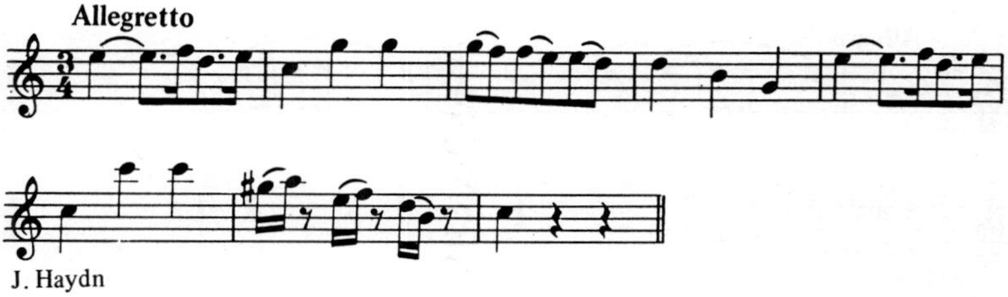


J. Haydn

Andantino

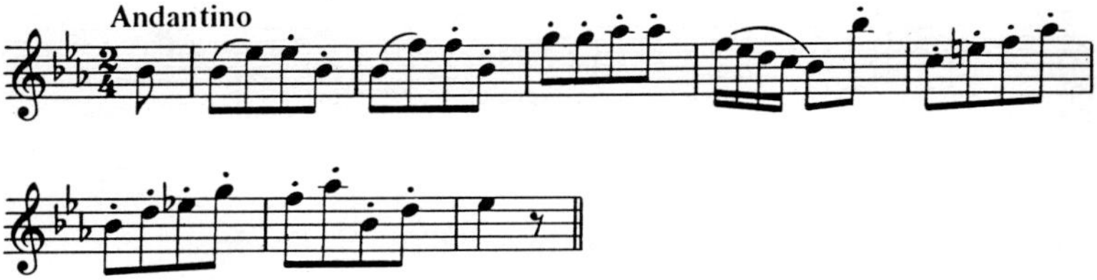

W. A. Mozart

Tempo di Minuet

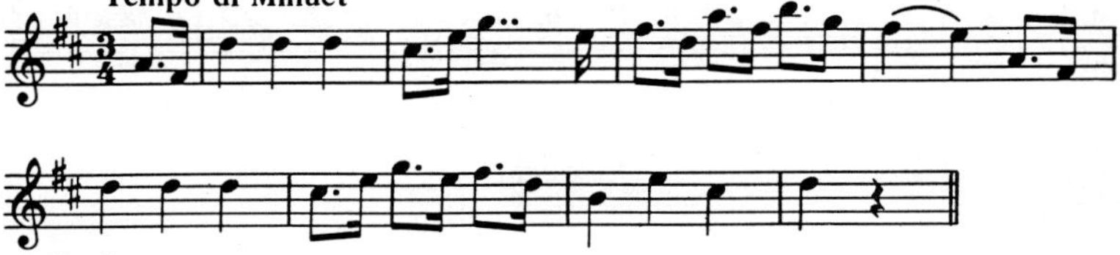

J. Haydn

Allegretto con moto

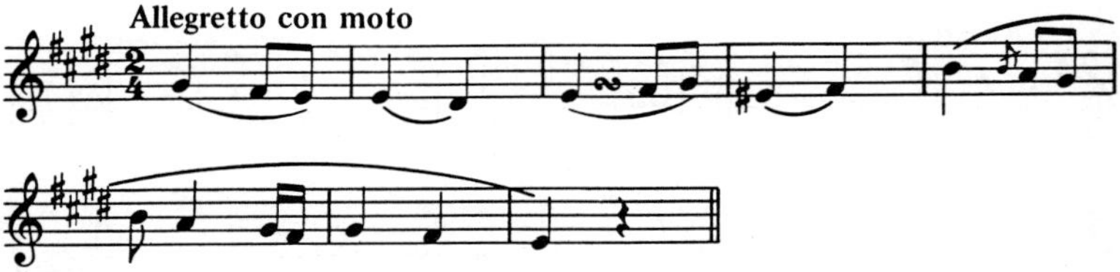

Fr. Schubert

Moderato

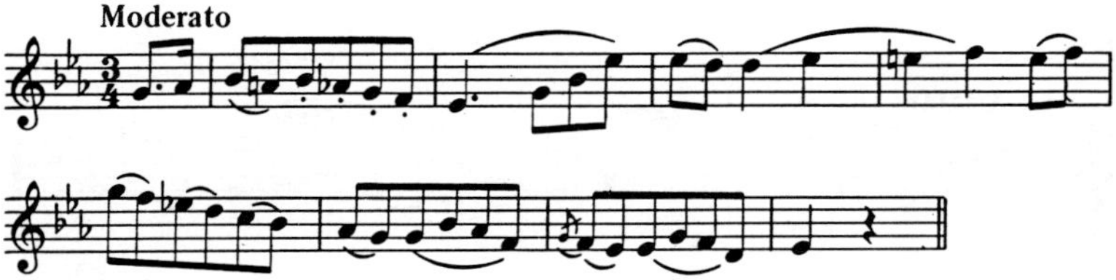

L. van Beethoven

Allegro

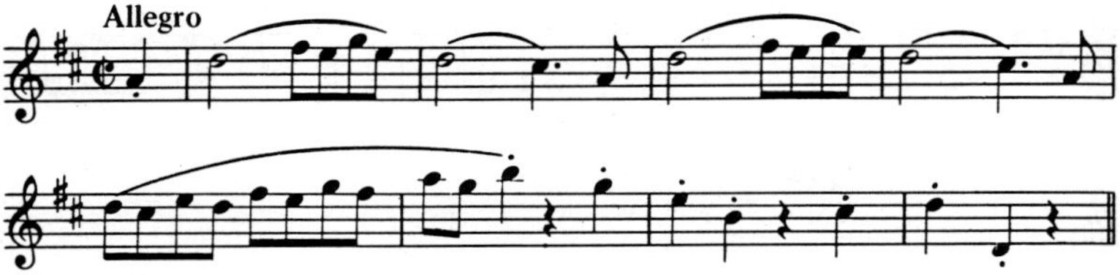

L. van Beethoven

**Allegro moderato**

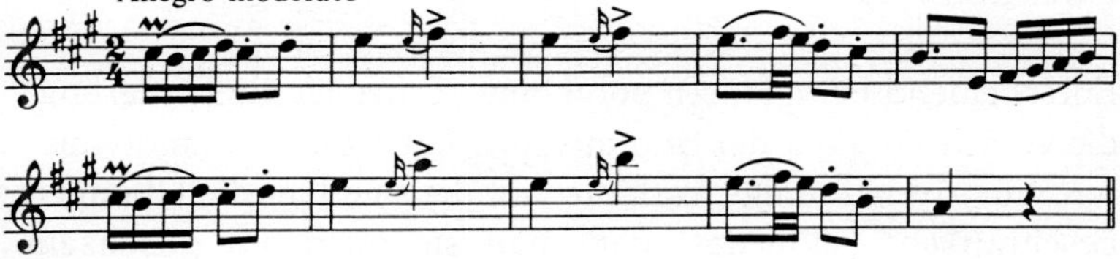

Fr. Schubert

**Rondeau**

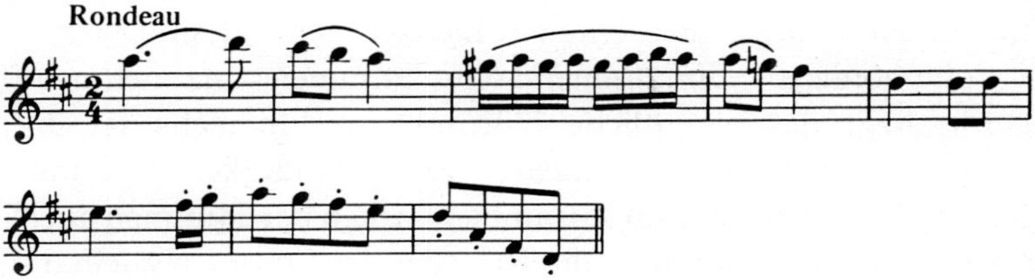

W. A. Mozart

## Zweistimmigkeit

Entscheidend beim Hören polyphoner Sätze ist die Forderung, die Gleichzeitigkeit der Stimmen nicht auseinander zu dividieren. Für zweistimmige Verläufe, auf die sich hier die Übungen beschränken, heißt das, daß man sie nicht auf gleichsam zweifache »Einstimmigkeit« zurückführt. (Dieser Versuchung erliegen besonders gern Spieler von Melodieinstrumenten, da sie von einstimmig-horizontalem Denken geprägt sind.)

Polyphonie als *Simultaneität* von Stimmen aufzunehmen: Darin liegt das eigentliche Hörproblem. Einerseits ist die einzelne Stimme in ihrer linearen Eigenständigkeit zu erfassen; andererseits sind im Zusammenwirken der Stimmen auch die klanglichen Vorgänge, die Relation der Stimmen zueinander, zu begreifen.

Einseitig wäre hier also eine ausschließliche Fixierung auf das horizontale Geschehen. Man achte darum immer zugleich und ineins auf die vertikale Beziehung.

### *Schreiben*

❶ Wie schon bei den Melodien (S. 56): ganz oder nur in Ausschnitten zweistimmige Stücke, die man gerade spielt, aus dem Gedächtnis aufschreiben (beispielsweise Inventionen von J. S. Bach oder auch Geigen-Duos von Béla Bartók).

Diese Aufgabe gilt entsprechend natürlich auch für stimmlich komplexere Werke: Eine dreistimmige Fuge von J. S. Bach z. B. ohne Blick auf die Noten niederzuschreiben, ist von kaum abschätzbarem Wert nicht nur für die innere Hörvorstellung.

❷ Zu einer erfundenen oder vorgegebenen Melodie (oder lediglich einem Teilstück) stumm eine funktional passende zweite Stimme schreiben; danach Kontrolle am Klavier.
Vorschläge zur Bearbeitung:

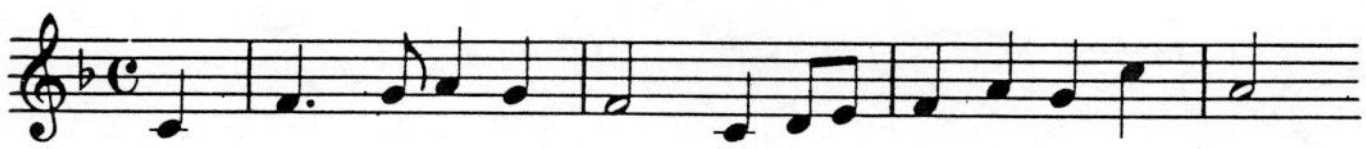

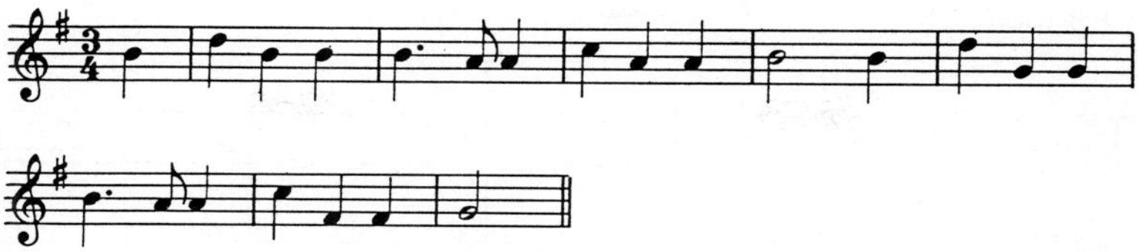

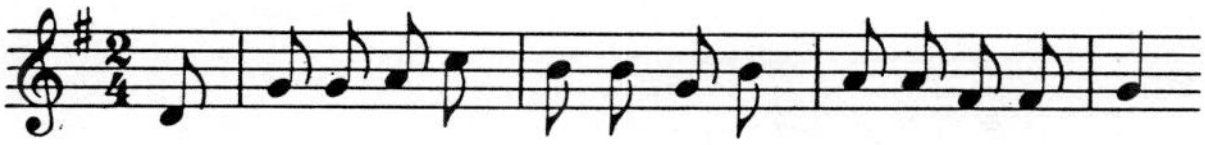

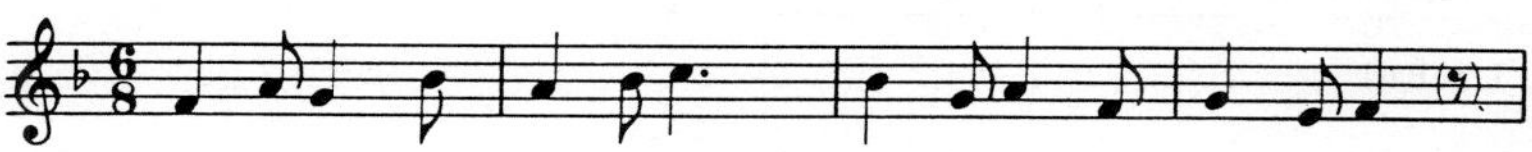

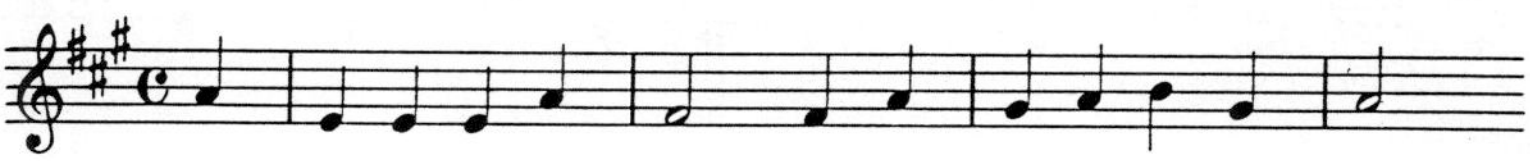

Jeweils zweifach verwenden und möglichst viele Lösungen schreiben: Die erfundene oder vorgegebene Melodie ist einmal *Ober-*, das andere Mal *Unter*stimme.

*Analyse*

Folgende (unterschiedlich schwierige) Literatur-Beispiele analytisch begreifen (lineare Bewegung, Harmonik, rhythmische Struktur, satztechnische Prinzipien) – innerlich vorstellen – bis zu dreimal am Klavier vorspielen (Kontrolle der Hörvorstellung!) – und danach auswendig aufschreiben:

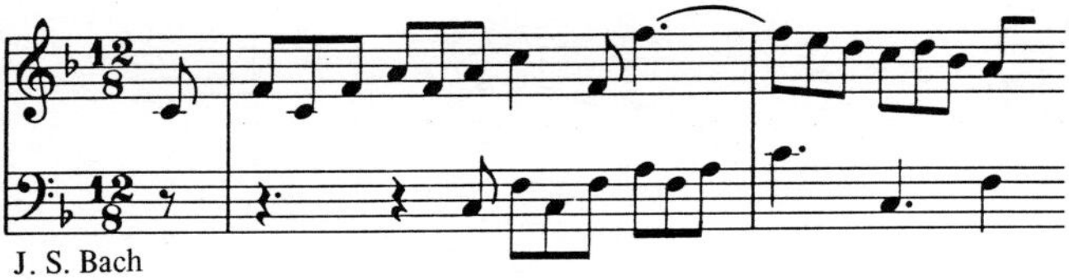

J. S. Bach

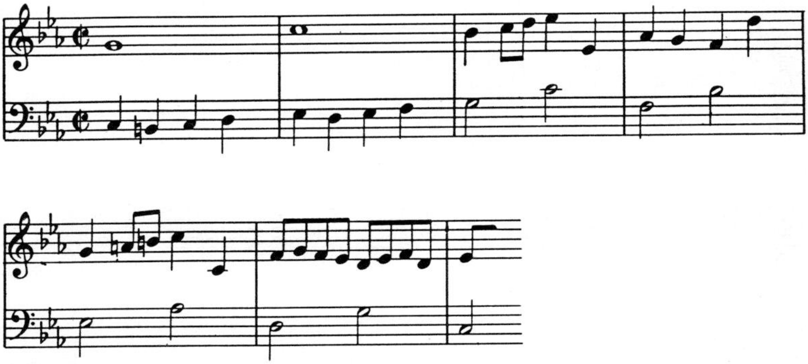

J. S. Bach

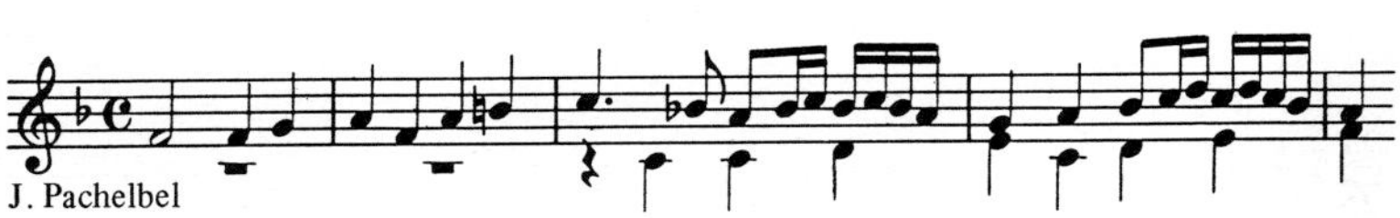

J. Pachelbel

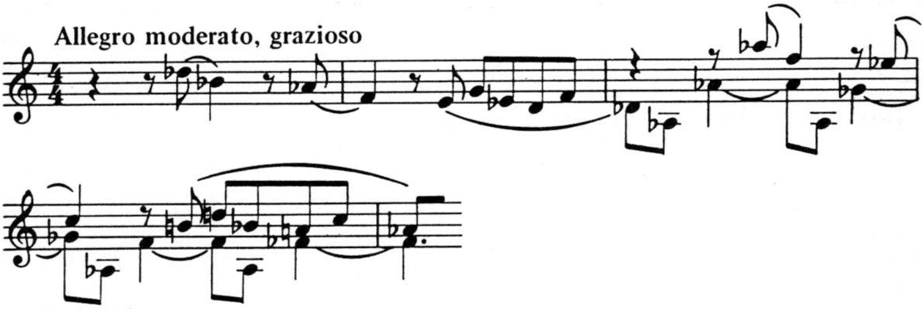


P. Hindemith

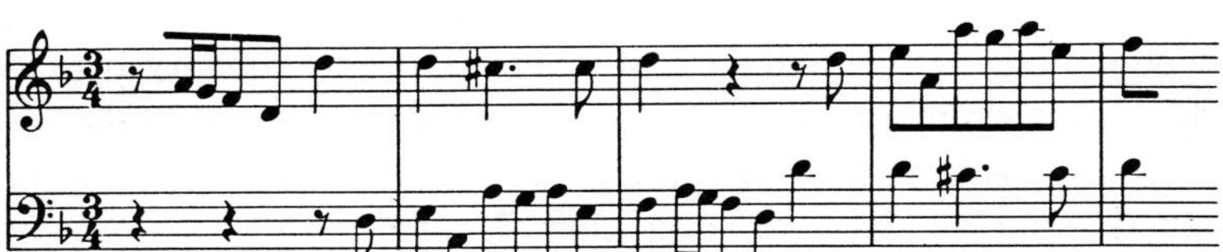

J. S. Bach

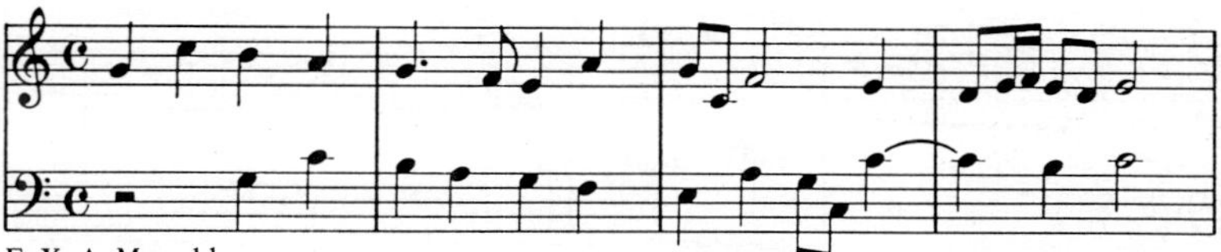

F. X. A. Murschhauser

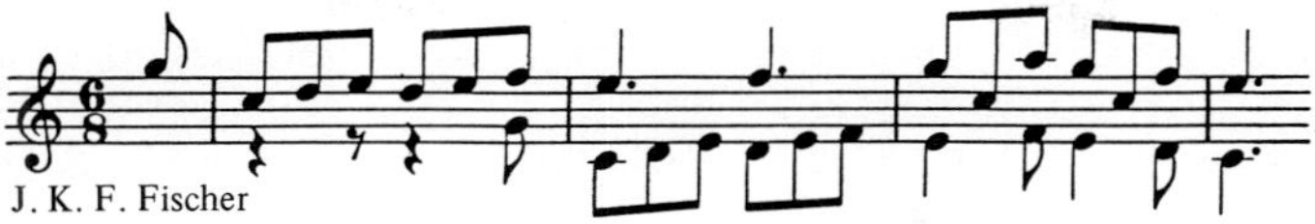

J. K. F. Fischer

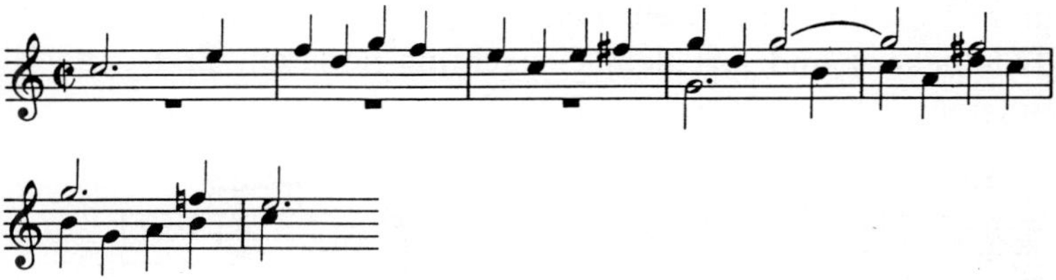

G. F. Händel

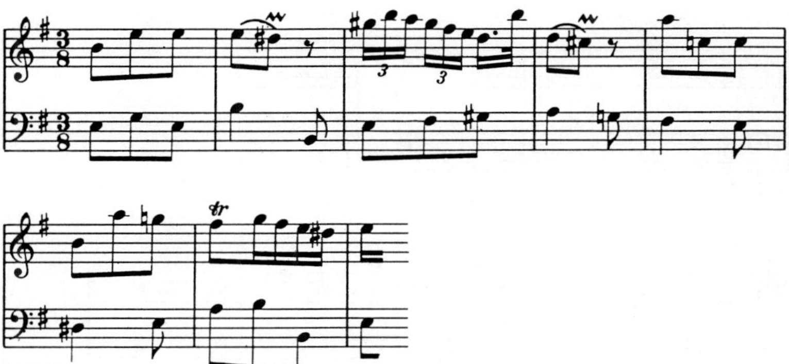

J. S. Bach

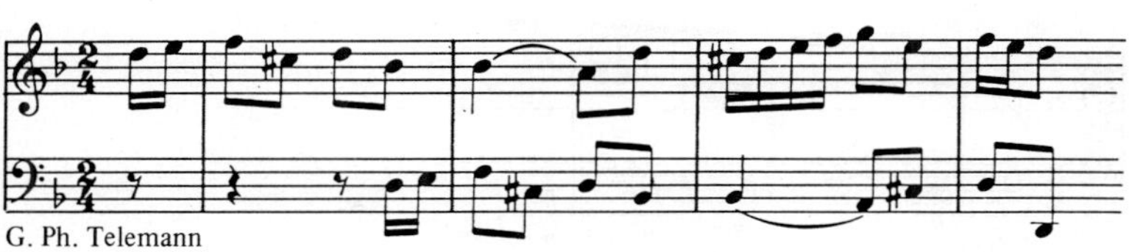

G. Ph. Telemann

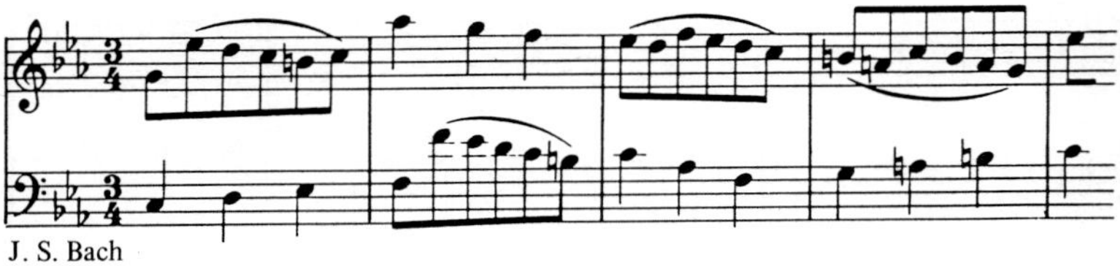

J. S. Bach

*Lernen*

❶ Folgende – bewußt kurze und leichter faßliche – Beispiele lesen, in kürzestmöglicher Zeit auswendig lernen (notfalls in zwei Teilstücken) und aus dem Gedächtnis notieren. Erst danach Spiel am Klavier.

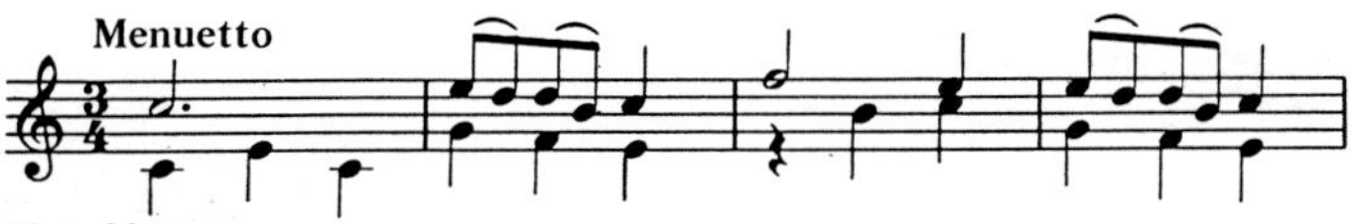


W. A. Mozart

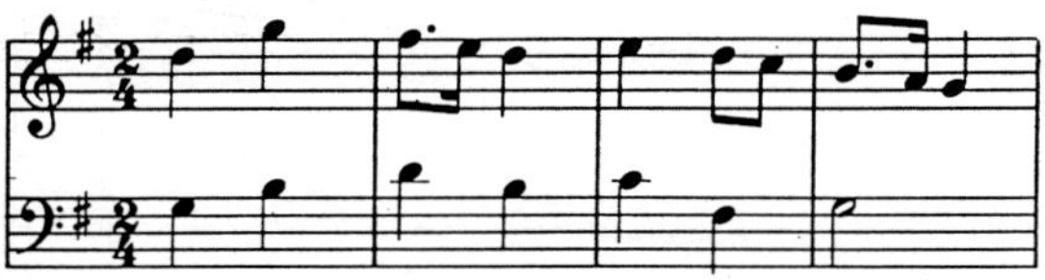

V. Rathgeber

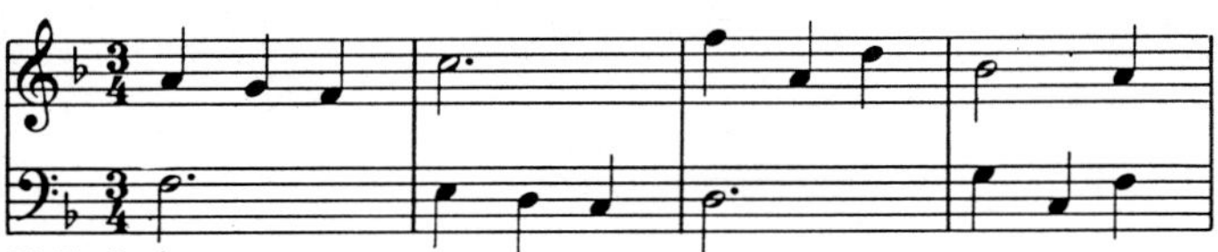

W. Fr. Bach

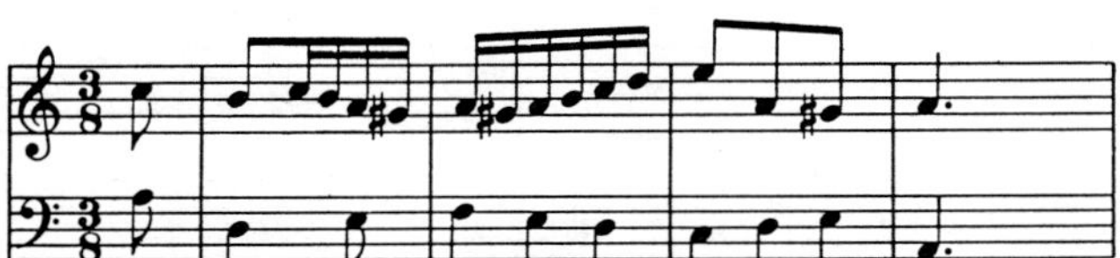

J. K. F. Fischer

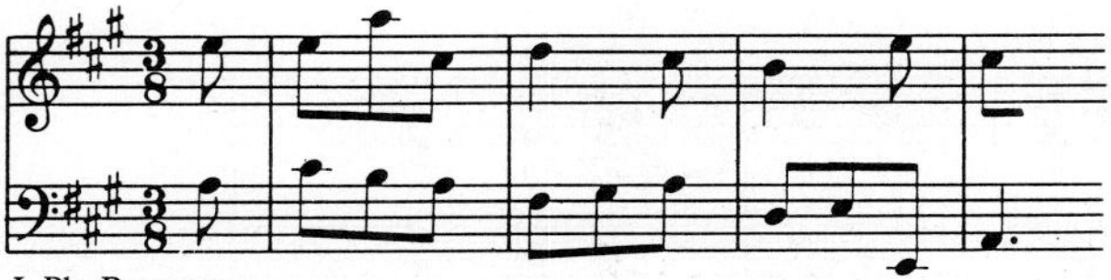

J. Ph. Rameau

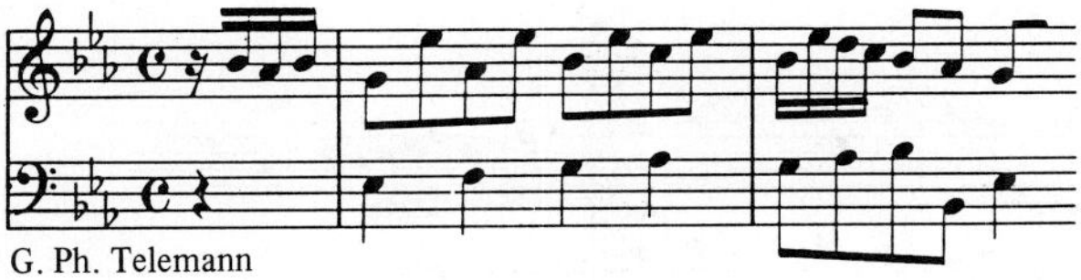

G. Ph. Telemann

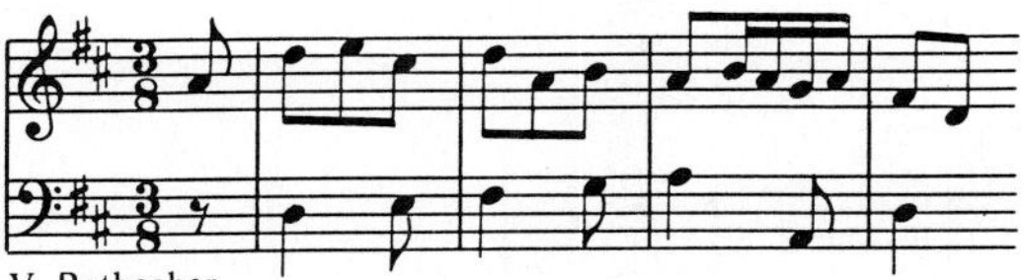

V. Rathgeber

**Moderato**

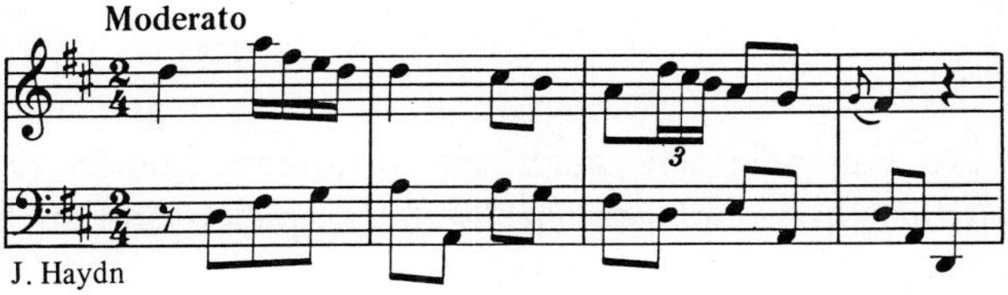

J. Haydn

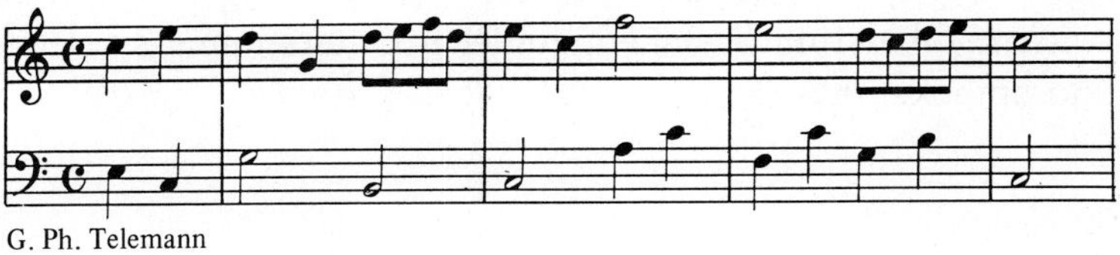

G. Ph. Telemann

**Presto**

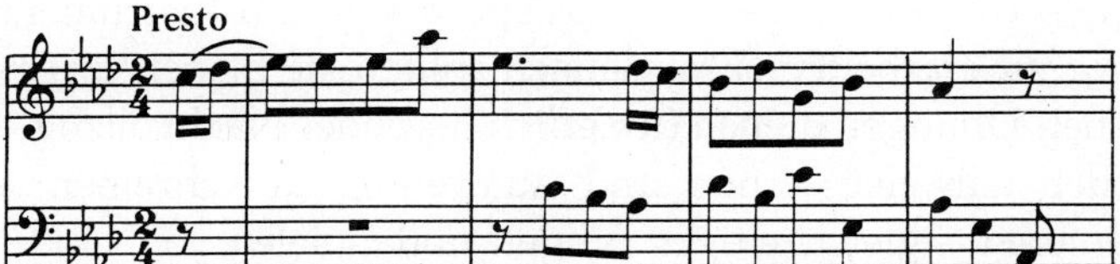

J. Haydn

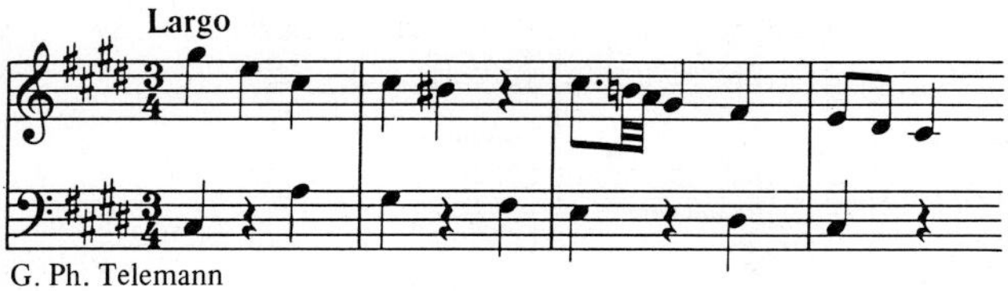


G. Ph. Telemann

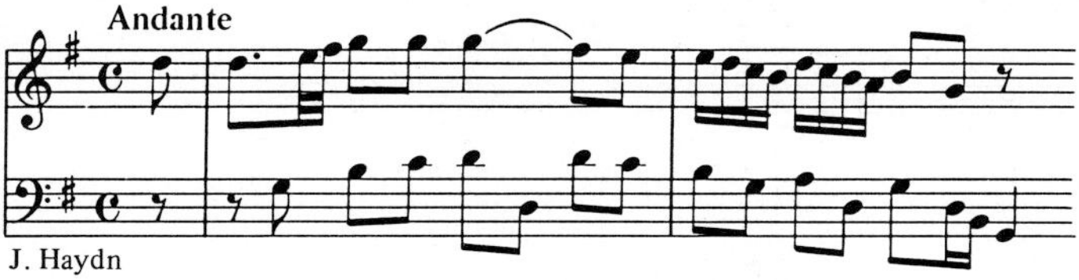


J. Haydn

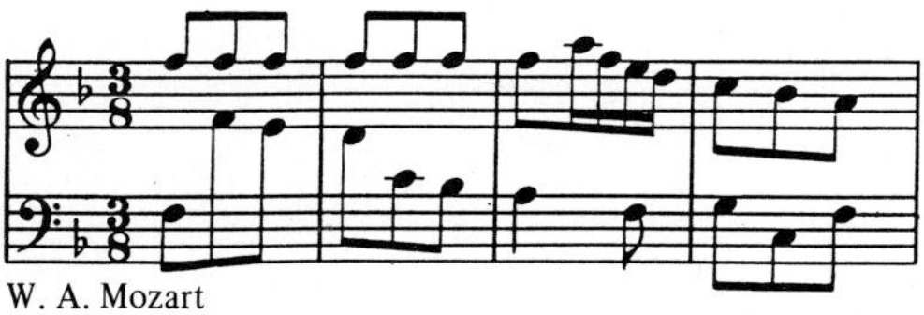

W. A. Mozart

❷ Sowohl diese Beispiele wie auch die vorangegangenen (S. 70–72) mehrfach in *verschiedenen Tonarten* spielen und auch notieren.

❸ Alle Beispiele – ggf. transponiert – gleichzeitig *singen und spielen:* Oberstimme singen, zugleich Unterstimme spielen – und umgekehrt.

*Spielen*

Folgende – bewußt schwerere – Beispiele sind am Instrument sorgfältig zu erarbeiten. Erst danach sollten sie bisher vorgeschlagenen Übungen dienen (innerlich hörender Nachvollzug – ganz oder teilweise lernen und auswendig aufschreiben – transponieren – gleichzeitiges Singen und Spielen von Ober- bzw. Unterstimme).

Quellenangaben sollen dazu ermuntern, auch das jeweils vollständige Literatur-Beispiel heranzuziehen.

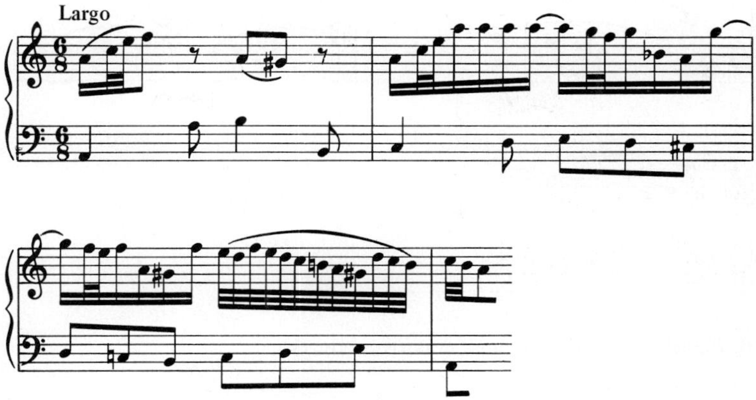


J. S. Bach

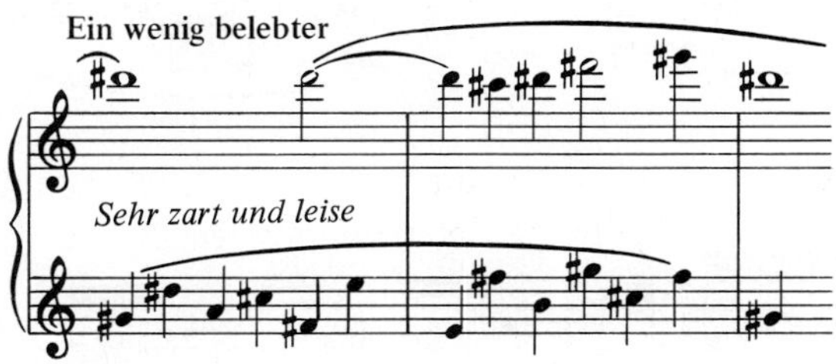


P. Hindemith, Nachtstück
(aus: ›1922‹, Suite für Klavier op. 26)

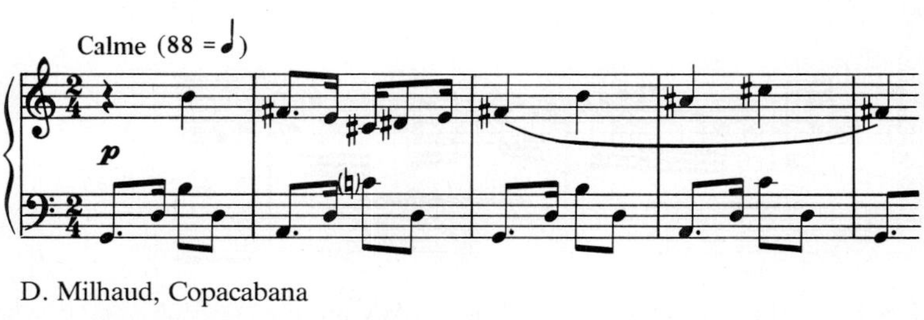


D. Milhaud, Copacabana
(aus: ›Saudades do Brazil‹ op. 67)

*Zum Verständnis:* Bitonales Stück mit Oberstimme in *H*-, Baßstimme in *G*-Dur

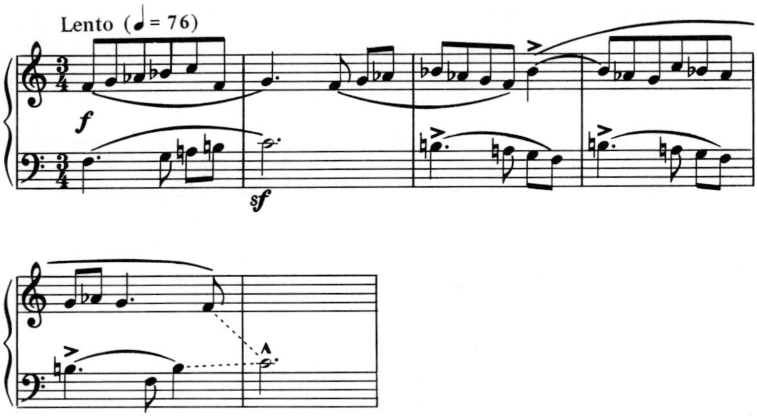


B. Bartók, Dur und Moll (aus: ›Mikrokosmos‹ IV)

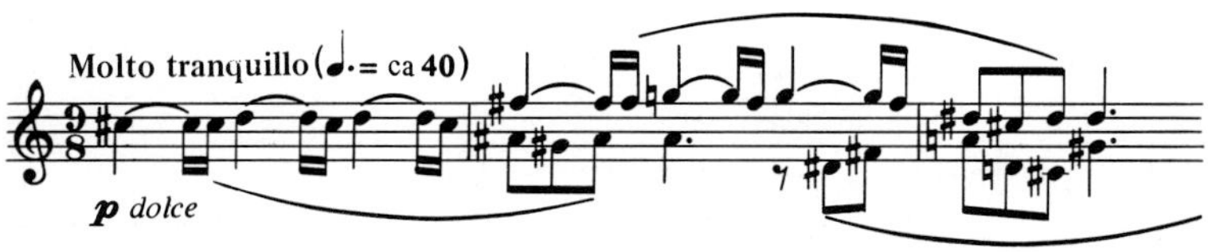


P. Hindemith

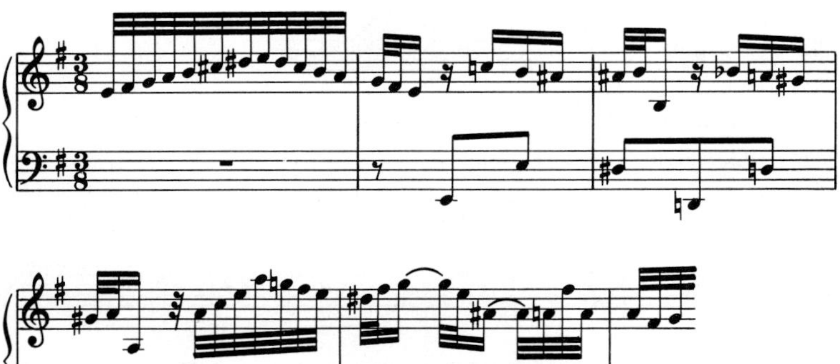

J. S. Bach, Duett *e*-moll (aus: Vier Duette BWV 802)
*Zum Verständnis:* Der Baß ist als chromatischer Quartgang (*e-dis-d-cis-c-h*) komponiert, eine rhetorische Figur des Barock (*Lamentobaß*)

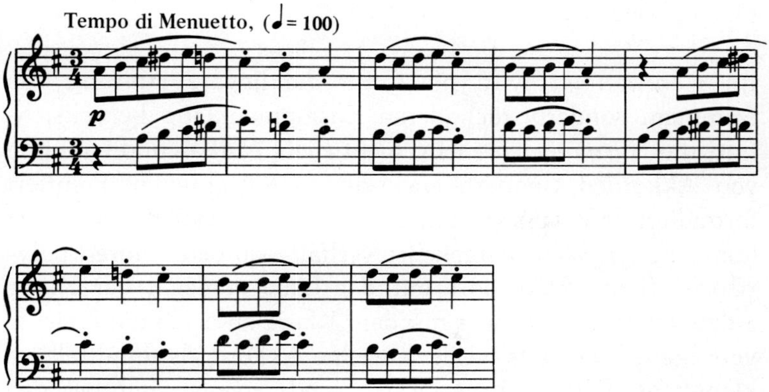


B. Bartók

*Vorzeichen beachten!*

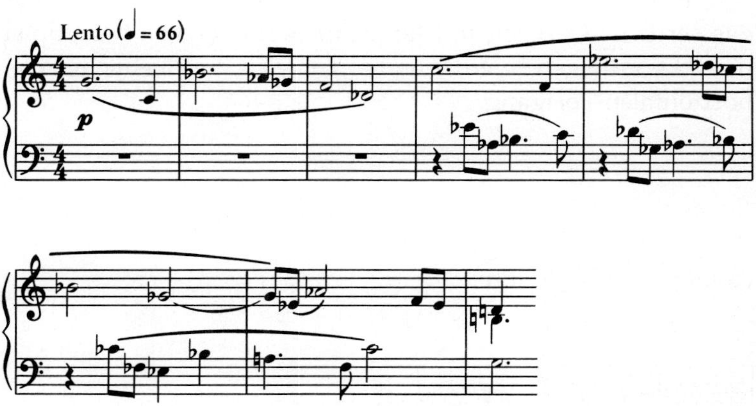


P. Hindemith

## Homophone Sätze

Im *Kontrapunkt* wird nicht nur die lineare Führung von Stimmen, sondern auch deren Zusammenklang berücksichtigt; die *Harmonielehre* lehrt nicht allein Aufbau und Funktion von Akkorden, sondern auch deren Fortschreiten. Pointiert formuliert läßt sich darum sagen, daß es sich beim Hören homophoner Sätze umgekehrt verhält wie beim Hören polyphoner Sätze. War dort mit der Linie zugleich der Klang aufzunehmen, so ist hier mit dem Klang zugleich die Linie zu verfolgen: Einerseits ist der einzelne Akkord als unmittelbare klangliche Einheit zu erfassen; andererseits sind bei den Akkordverbindungen auch die linearen Vorgänge, die horizontalen Stimmbewegungen von Akkord zu Akkord, zu begreifen.

Einseitig wäre hier also eine ausschließliche Fixierung auf das vertikale Geschehen. Man achte darum (schon beim Spiel der Akkordfolgen S. 46f.) immer zugleich und ineins auf den horizontalen Fortgang.

### *Spielen, Schreiben, Singen*

❶ Homophone Sätze um 1600

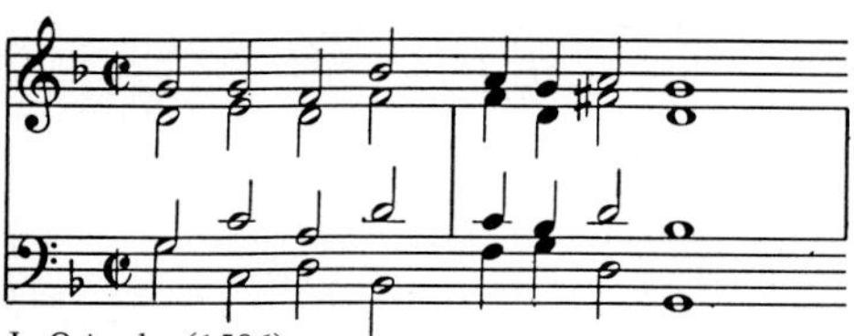

L. Osiander (1586)

Das Erlebnis des Klanges löst das Ideal der Linie ab. Musik im Zwischenstadium: noch nicht dur-moll-tonaler Funktionalität verpflichtet (die Tonart des Osiander-Beispiels ist *g*-dorisch), nicht mehr strikt kontrapunktisch entworfen.

Schweifende Akkordfolgen und linear kontrollierte Stimmführung sind das Ergebnis. Der Satz von Osiander kann es paradigmatisch zeigen. Akkordfolge: *g C d B F g D g,* Stimmführung: wo möglich Gegenbewegung des Basses zum Sopran.

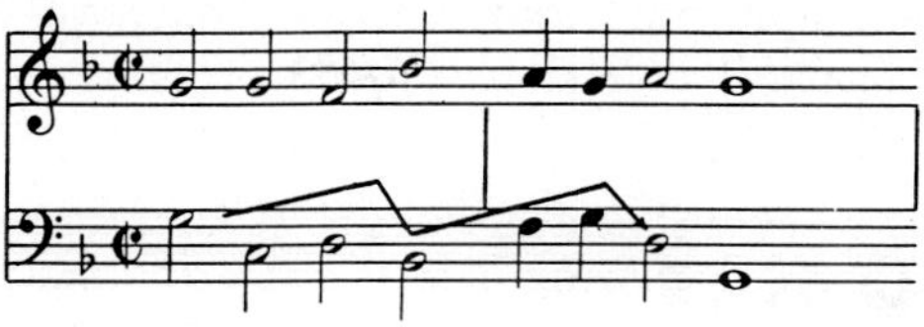

Vereinfachende Regel: Der Baß schreitet, überwiegend in Gegenbewegung, zum Grundton* des nächstgelegenen Dreiklangs; Zäsuren werden meist durch Quintschritte markiert.

Daran anknüpfend folgende Übungen, die das Ohr für diese ungewohntere Klangwelt öffnen können:

a) Häufig am Klavier entsprechende Akkordfolgen ausprobieren und in längerem Zusammenhang spielen. (Baß allein in der linken Hand; Sopran in der rechten Hand vorwiegend Sekundschritte.)

Als Vorübung:

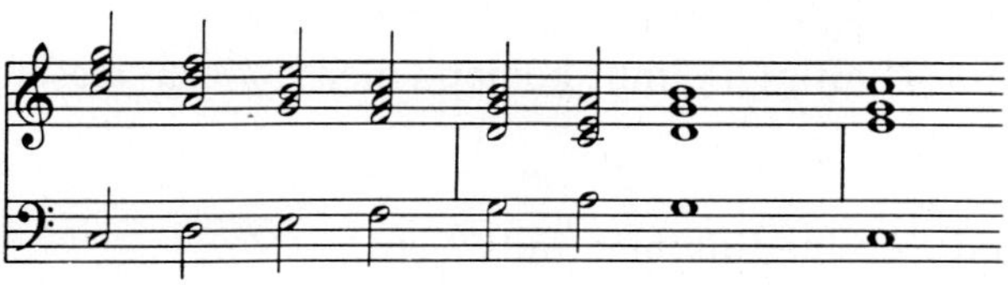

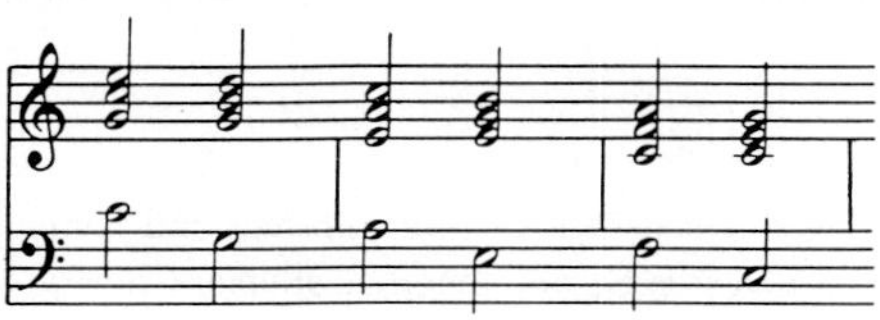

* Sextakkorde sind selten; Quartsextakkorde erscheinen, nur an Schlüssen, als Vorhalts-Quartsextakkorde. Da es hier jedoch nicht um eine differenzierte Satzlehre, sondern um das hörende Erfassen klanglicher Grundzüge geht, beschränken sich die nachfolgenden Hörübungen auf Dreiklänge in Grundstellung.

Auch transponieren und in anderer Lage beginnnen!

Akkorde zunächst in gleichen Notenwerten denken, bei erreichter Sicherheit auch mit rhythmischer Differenzierung.

Zwei Hör- und Denkwege: irgendwo beginnen, fortschreiten, hörend bewußt nachvollziehen/irgendwo beginnen, innerlich hörend fortschreiten, spielend kontrollierend nachvollziehen.

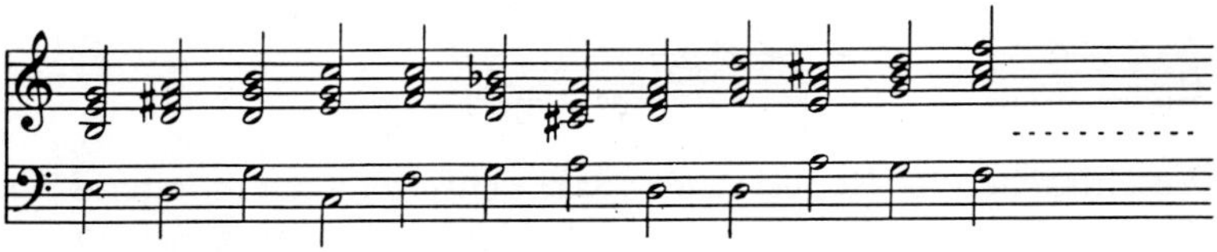

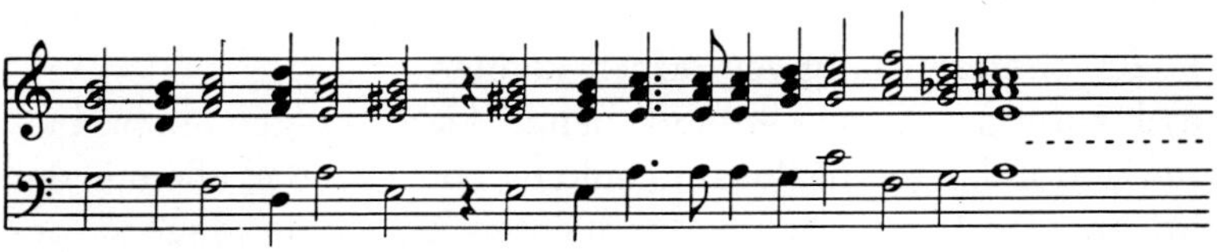

b) Derartige Akkordfolgen, innerlich hörend, aufschreiben; das Notierte nachträglich am Klavier kontrollieren.

c) Intensive Beschäftigung mit homophonen Sätzen dieser Zeit*:

- Spielen.
- Beim Spielen einzelne Stimmen mitsingen.
- Einzelne Stimmen mitsingen, sie aber jeweils beim Spiel aussparen.

* Solche schlichten vierstimmigen Kirchenliedsätze (*Kantionalsätze*) und homophon-motettische Sätze lassen sich in diversen Sammlungen geistlicher Chormusik des 16./17. Jahrhunderts finden (z. B. ›Chorgesangbuch‹, hrsg. von Richard Gölz, Kassel, Bärenreiter). Leicht zugänglich und für das private Studium hervorragend geeignet: Giovanni Pierluigi da Palestrina, Stabat mater, Taschenpartitur London–Zürich–New York, Eulenburg; aufregend schön, wegen der kühnen Chromatik aber schwieriger: Orlando di Lasso, ›Prophetiae Sibyllarum‹, Wolfenbüttel, Möseler (= Das Chorwerk, Heft 48).

– Schreibübungen zur Festigung der inneren Hörvorstellung: aus vorgegebenen Stücken Oberstimme (oder, wo sinnvoll möglich: Baß) herausschreiben; vierstimmig aussetzen; spielen; mit dem Original »stumm« vergleichen; Original spielen/singen.

Einige (ohne Text wiedergegebene) Ausschnitte:

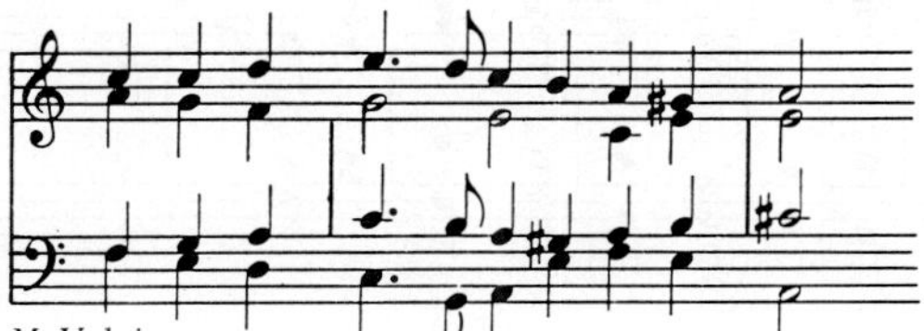

M. Vulpius

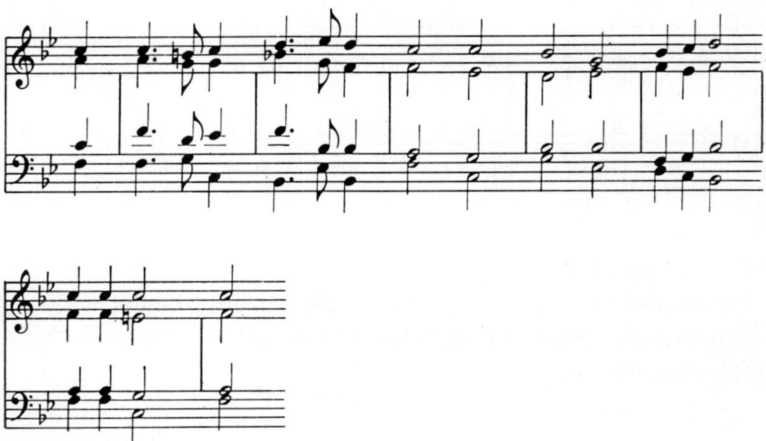

M. Praetorius

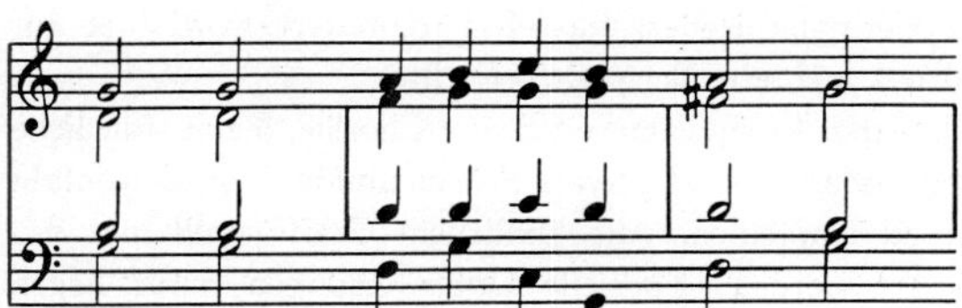

M. Praetorius

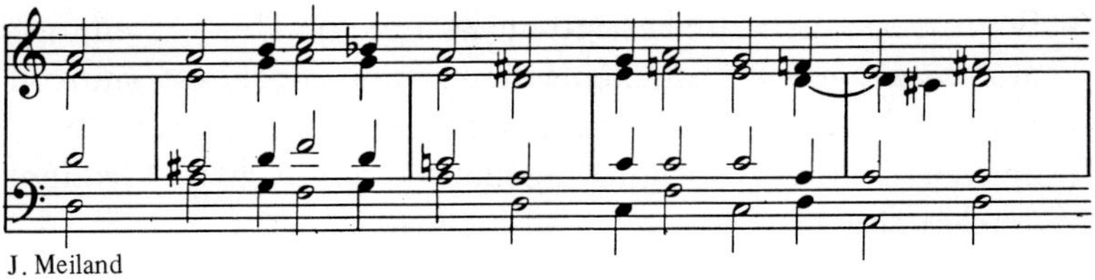

J. Meiland

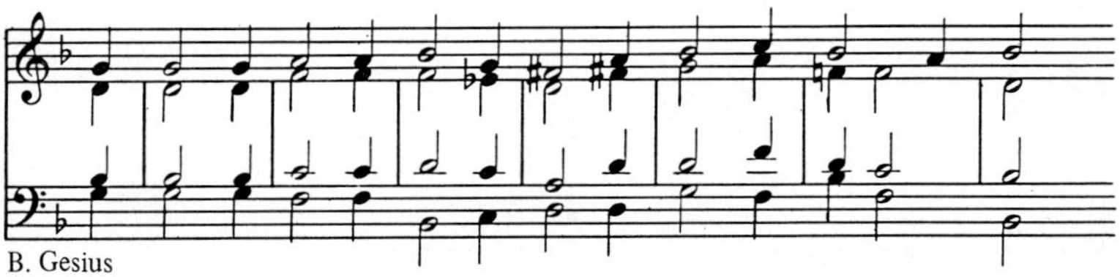

B. Gesius

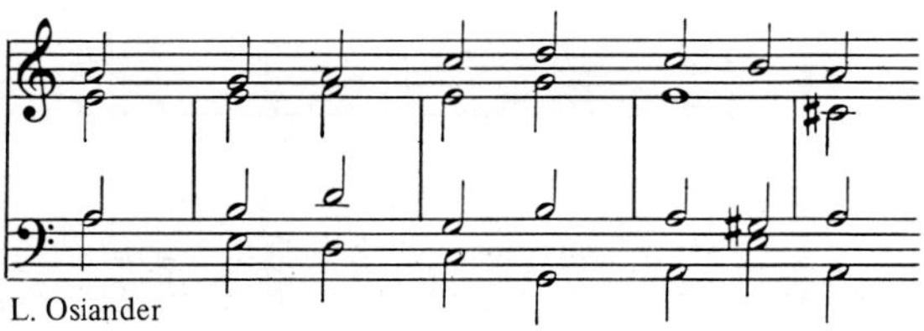

L. Osiander

## ❷ Choräle von J. S. Bach*

Einen oder mehrere Choräle (nicht die Anzahl ist entscheidend, sondern die Intensität der Beschäftigung!) in dieser Reihenfolge erarbeiten:

* Da Bachs Choräle in zahlreichen Ausgaben mühelos greifbar sind (z. B. J. S. Bach, ›371 vierstimmige Choralgesänge‹, Wiesbaden, Breitkopf; ›Sechsundvierzig Choralsätze‹, hrsg. von Hermann Keller, Kassel, Bärenreiter), wird hier auf Nachweise und den Abdruck mehrerer Beispiele verzichtet.
Wegen der harmonisch-linearen Kompliziertheit dieser Choräle, die ausführliche satztechnische Erörterung verlangt, sind private *Schreib*übungen ohne Kontakt mit einem Lehrer nicht zu empfehlen. Aus ähnlichem Grund muß hier das Generalbaßspiel ausgespart werden: Spezielle Unterweisungen dafür liegen zudem vor, die mit hier vorgeschlagenen Hörübungen verbunden werden könnnen.

- Sopran und Baß vom-Blatt-singen.
- Die Außenstimmen gemeinsam spielen, um die übergeordnete Zweistimmigkeit hörend aufzufassen.
- Alt und Tenor vom-Blatt-singen.
- Choral vierstimmig spielen und als Gesamtklang und -verlauf innerlich mitvollziehen.
- Beim vierstimmigen Spiel nacheinander ausschließlich auf eine der vier Stimmen konzentrieren, so daß sie gleichsam reliefartig hervortritt (vgl. schon die Übung ❶ auf S. 34); dies gilt besonders für die Mittelstimmen.
- Eine der Stimmen mitsingen; diese Stimme jeweils nicht mitspielen.
- Den auf diese Weise vielfach umkreisten Choral ganz oder nur zu Teilen aus dem Gedächtnis aufschreiben. (Anregung für jene, denen das ohne Probleme gelingt: transponiert notieren und spielen.)

Nur ein (dafür allerdings sehr schwerer) Choralsatz Bachs* sei hier zu solcher Erarbeitung wiedergegeben:

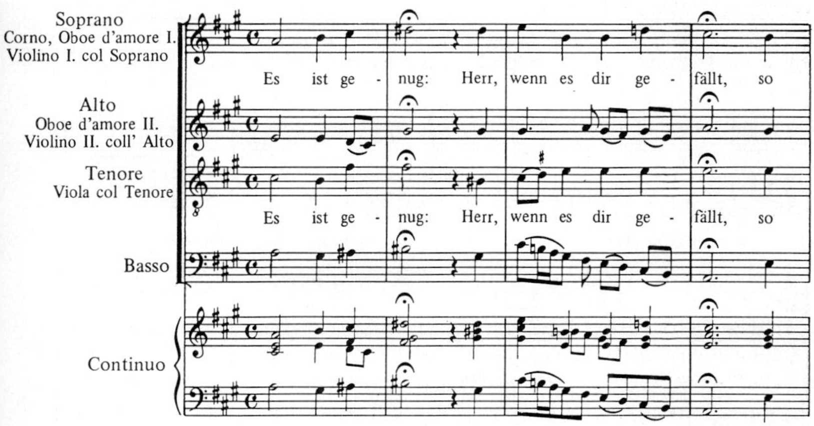


* Es ist der berühmte Schlußchoral aus Bachs Kantate Nr. 60 »O Ewigkeit, du Donnerwort«, den Alban Berg in sein Violinkonzert eingearbeitet hat.

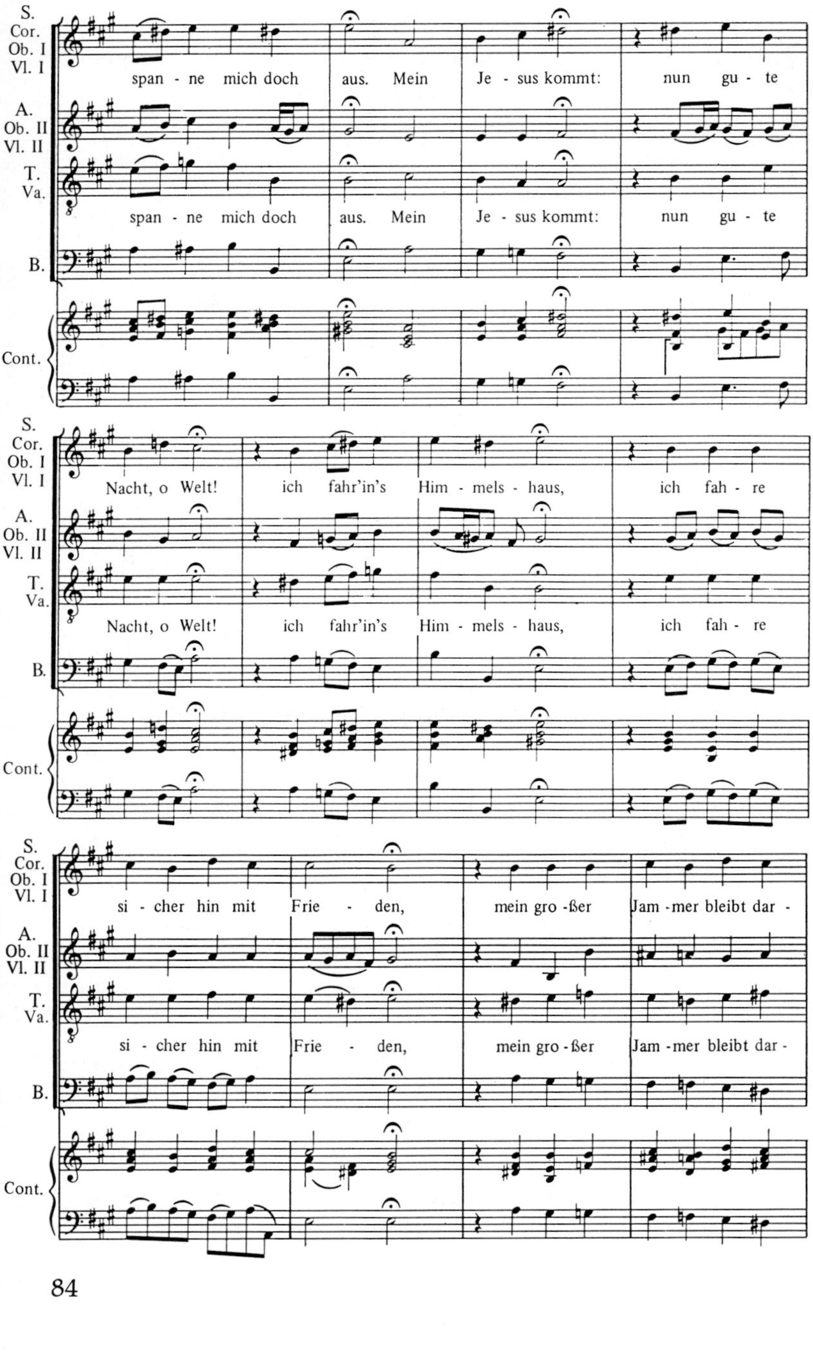
S. Cor. Ob. I Vl. I
spane - ne mich doch aus. Mein Je - sus kommt: nun gu - te
A. Ob. II Vl. II
T. Va.
spane - ne mich doch aus. Mein Je - sus kommt: nun gu - te
B.
Cont.
Nacht, o Welt! ich fahr'in's Him - mels - haus, ich fah - re
Nacht, o Welt! ich fahr'in's Him - mels - haus, ich fah - re
si - cher hin mit Frie - den, mein gro - ßer Jam - mer bleibt dar -
si - cher hin mit Frie - den, mein gro - ßer Jam - mer bleibt dar -

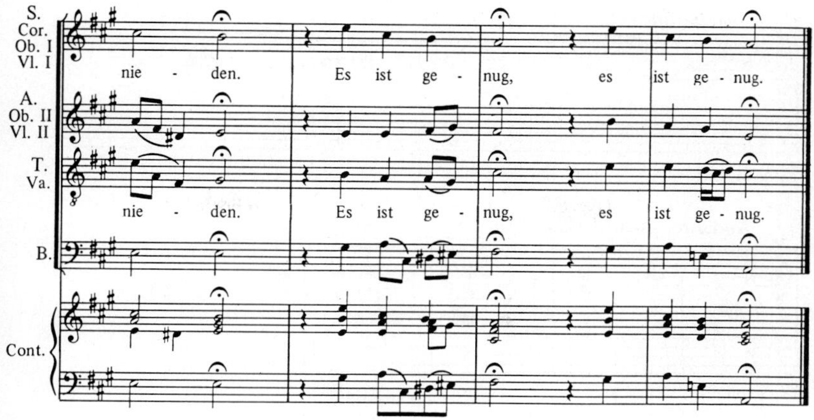
S.
Cor.
Ob. I
Vl. I
nie - den. Es ist ge - nug, es ist ge - nug.
A.
Ob. II
Vl. II
T.
Va.
nie - den. Es ist ge - nug, es ist ge - nug.
B.
Cont.

## ❸ Klassisch-romantische Sätze

Folgende Ausschnitte in ihrer Harmonik und ihren Akkordfortschreitungen analysieren (je nach Kenntnisstand: nur Akkordformen – Grundstellung, Umkehrungen, Tonart – genau bestimmen; punktuelle satztechnische Beobachtungen; oder funktions- bzw. stufentheoretische Gesamtanalyse), innerlich hörend nachvollziehen und erst danach aufmerksam spielen.

Da die Beispiele unterschiedlich schwierig sind, wähle man auch – je nachdem, wie kompliziert das Beispiel für den einzelnen ist – eine andere Reihenfolge: Spiel – innerlicher Nachvollzug (ohne Mit-Spiel!) – genauere Untersuchung – erneutes Spiel.

Weitere Übungsschritte: Beispiele (ganz oder teilweise) auswendig lernen; in anderen Tonarten spielen (mit und ohne Blick auf den originalen Notentext); ganz oder teilweise aus dem Gedächtnis notieren.

Wo die Quelle angegeben ist, soll sie dazu ermuntern, auch das jeweils komplette Literatur-Beispiel heranzuziehen.

**Andantino**

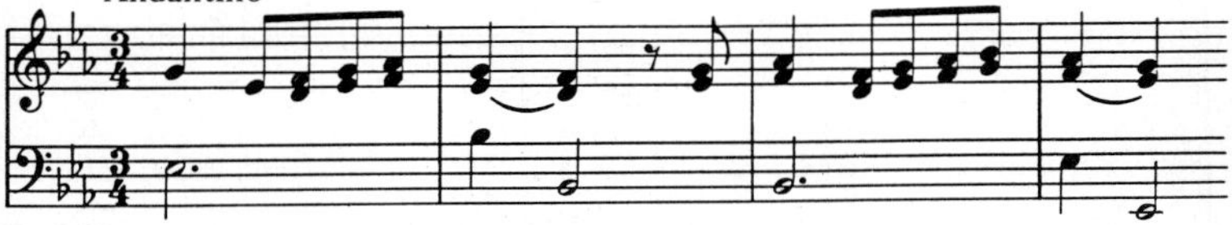

W. A. Mozart

**Andante, poco mosso**

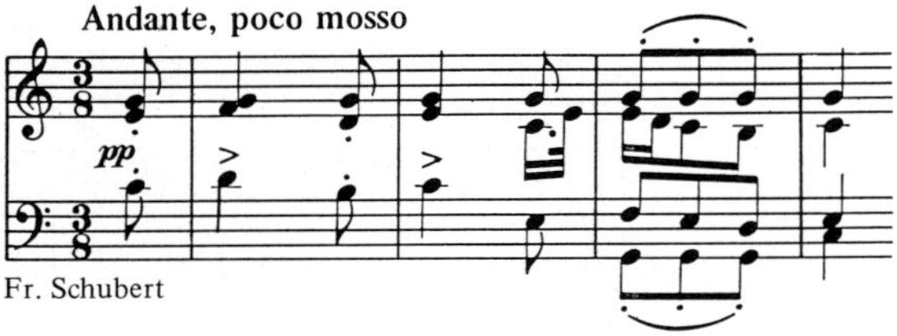


Fr. Schubert

**Menuetto**

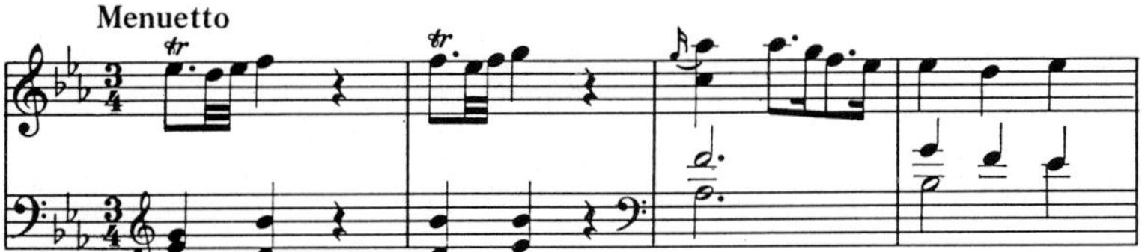

J. Haydn

**Andante ma non troppo**

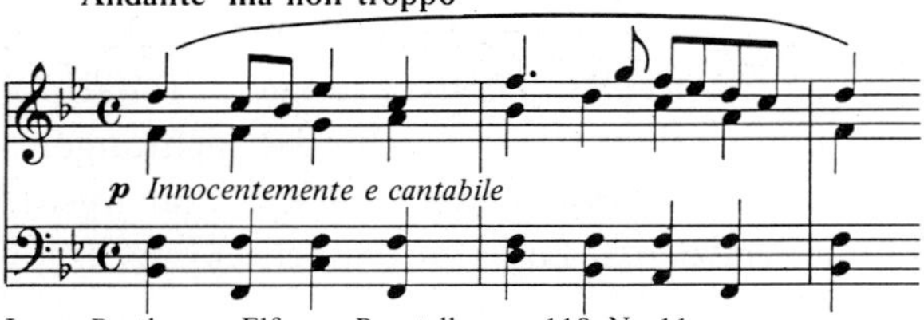


L. van Beethoven, Elf neue Bagatellen op. 119, Nr. 11

**Presto**

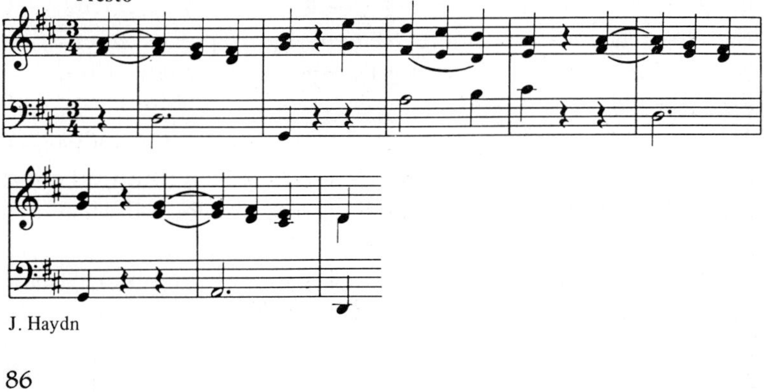

J. Haydn

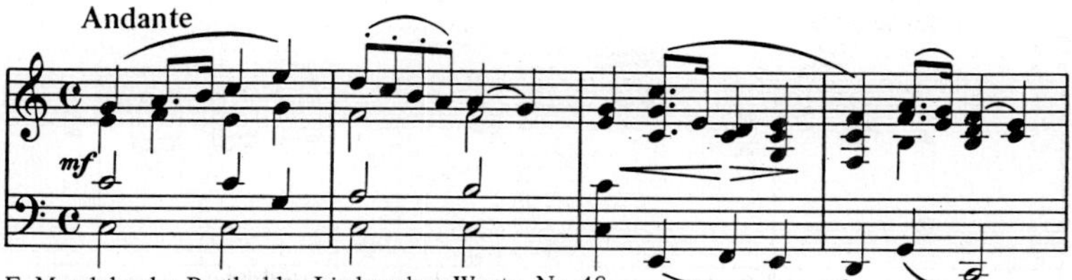


F. Mendelssohn-Bartholdy, Lieder ohne Worte, Nr. 48

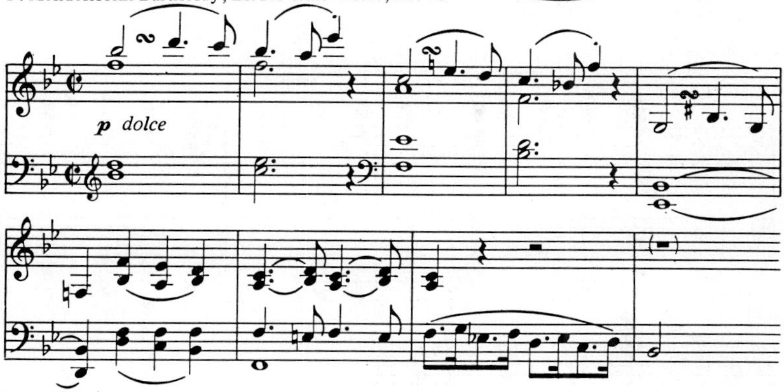


L. van Beethoven

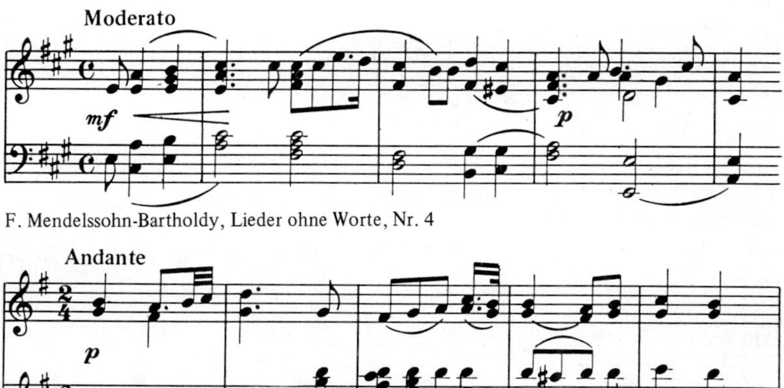


F. Mendelssohn-Bartholdy, Lieder ohne Worte, Nr. 4

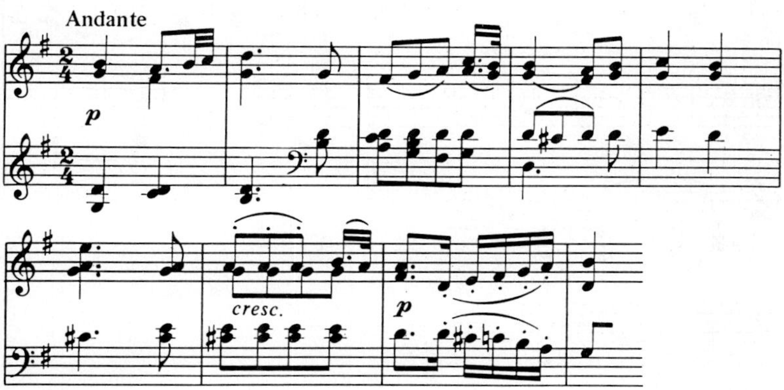


L. van Beethoven

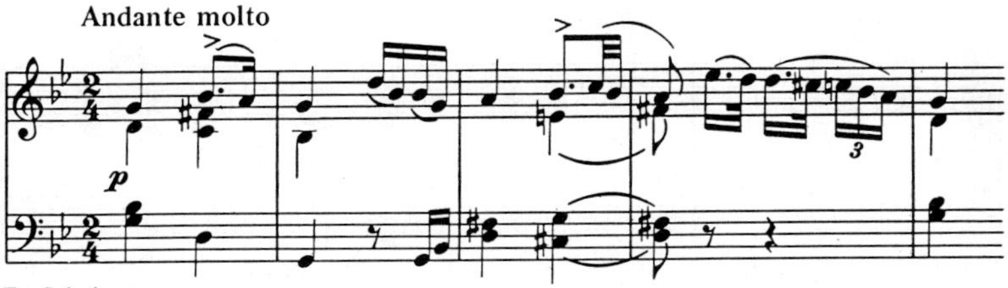


Fr. Schubert

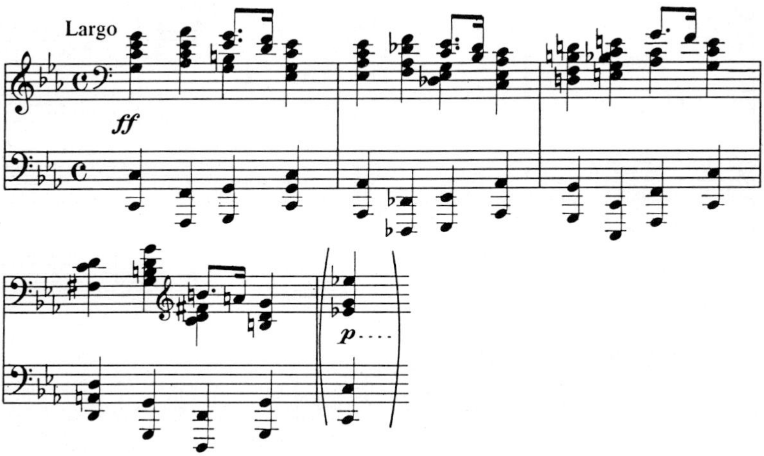


F. Chopin, Prélude c-moll

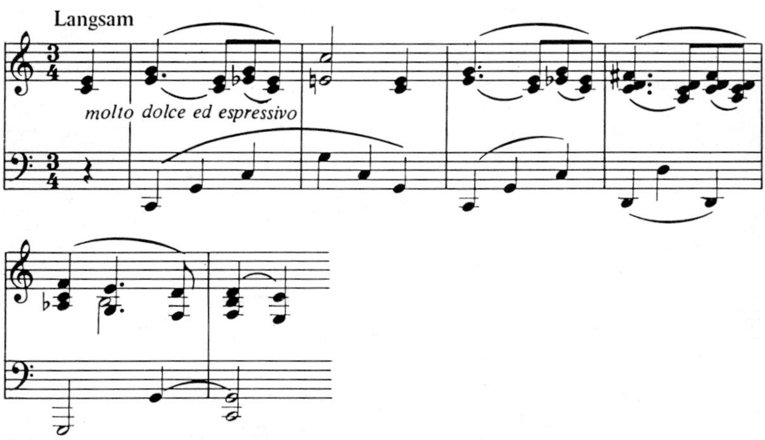


J. Brahms

**Mit zartem Vortrag**

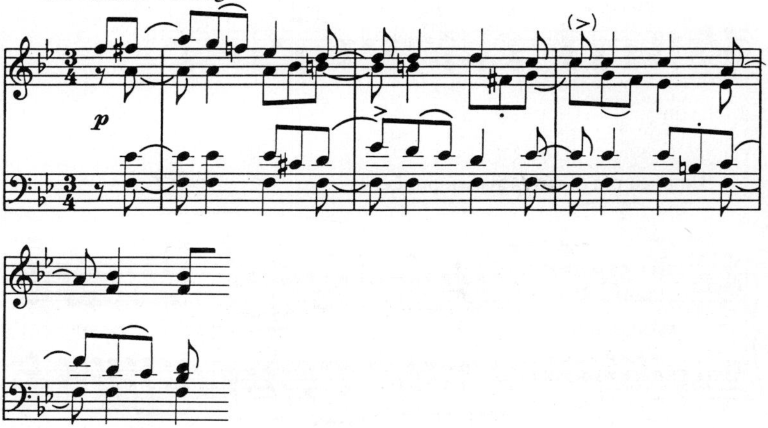

R. Schumann, Impromptu (Albumblätter op. 124, Nr. 9)

**Andantino**

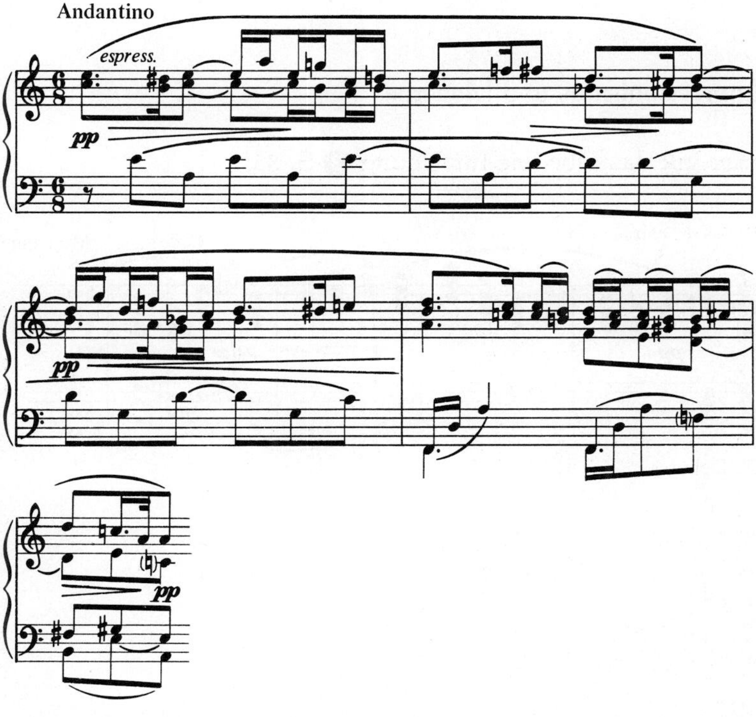


M. Reger, ›Aus meinem Tagebuch‹ op. 82, Bd. 1, Nr. 8

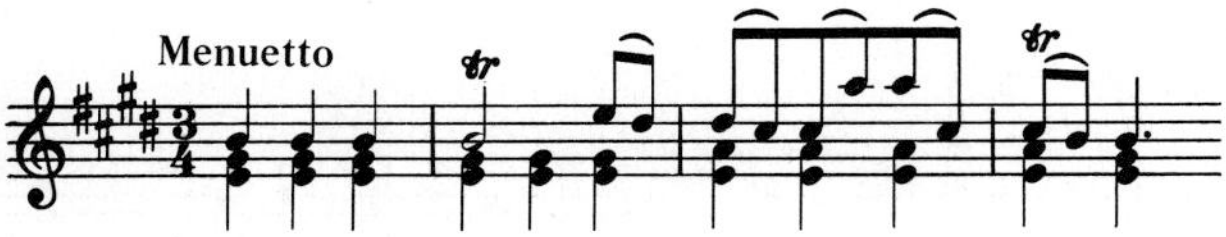


J. Haydn

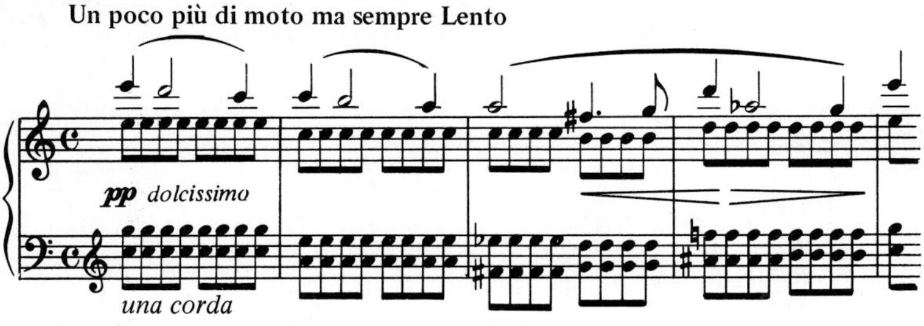


Fr. Liszt

## ❹ Impressionismus und Moderne

Hier gilt dasselbe wie für Übung ❸ S. 85

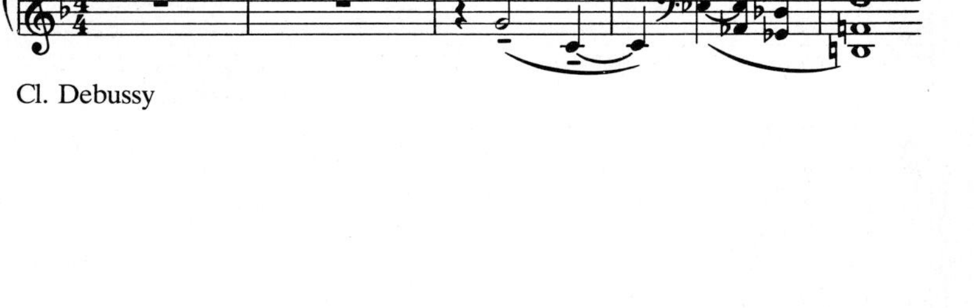


Cl. Debussy

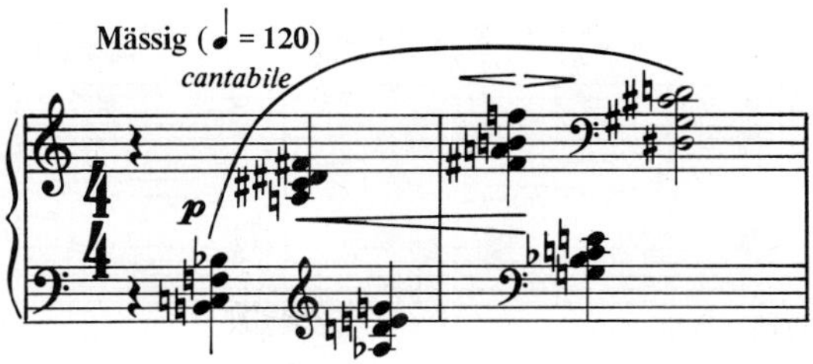


A. Schönberg, Klavierstück op. 33 a

*Zum Verständnis*: Grundlage ist eine Zwölftonreihe; mit je 3 Klängen aus 4 verschiedenen Tönen wird in jedem Takt das chromatische Total ausgebreitet.
Die Klänge 4, 5, 6 sind die Intervall-Umkehrung (U) der Klänge 3, 2, 1 (4 = U von 3, 5 = U von 2, 6 = U von 1). Klang 5 z. B. ist also von *oben* nach *unten* so aufgebaut wie Klang 2 von *unten* nach *oben* (große Terz, große Sekunde, kleine Terz)

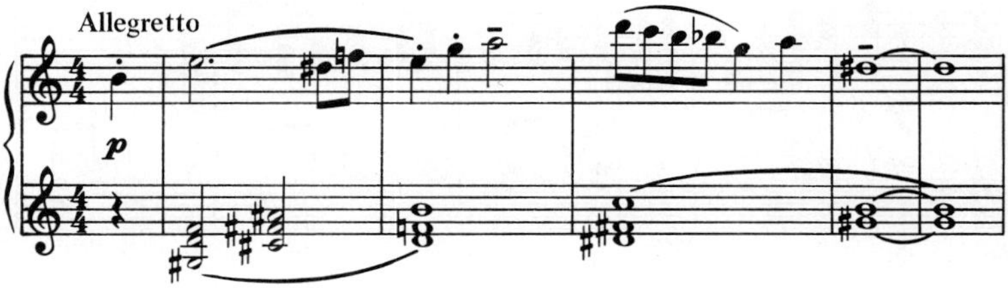


S. Prokofjew, ›Visions fugitives‹ op. 22, Nr. XIII

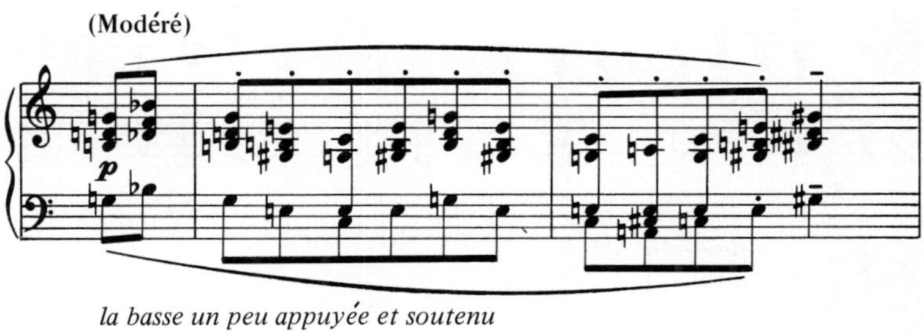


Cl. Debussy

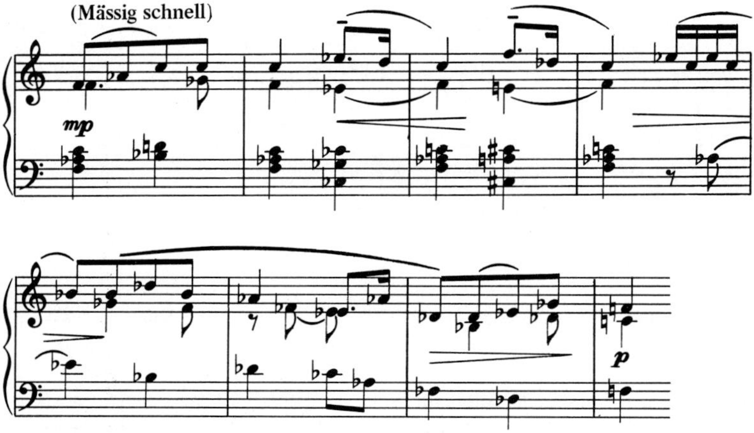


P. Hindemith

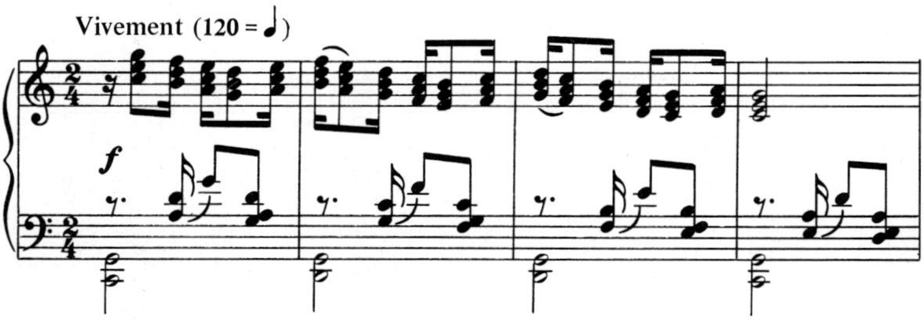


D. Milhaud

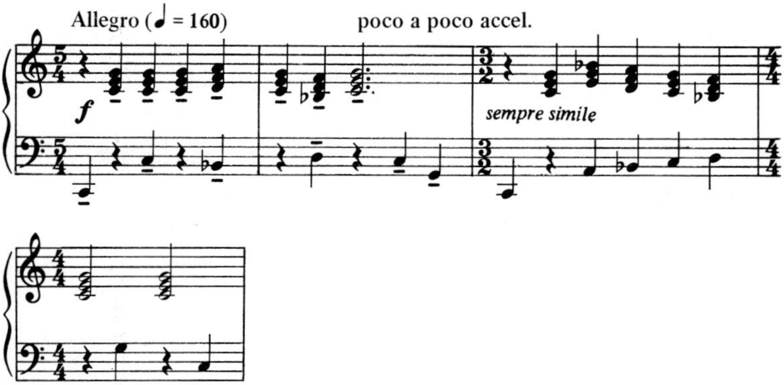


B. Bartók, Dreiklänge in Quintlage (aus: ›Mikrokosmos‹ IV)

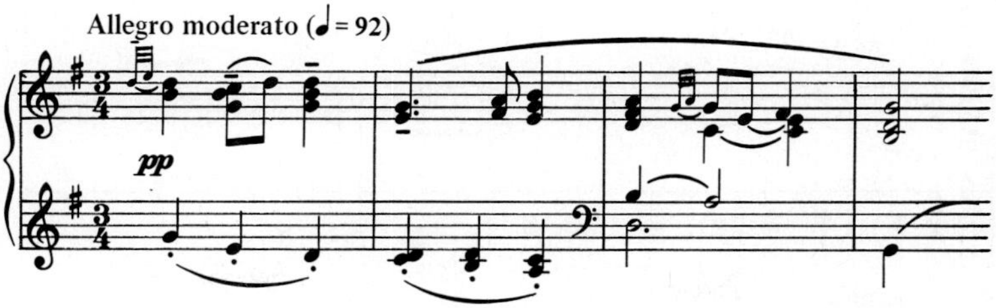


M. Ravel, Menuet (aus: ›Le tombeau de Couperin‹, Suite pour le Piano)

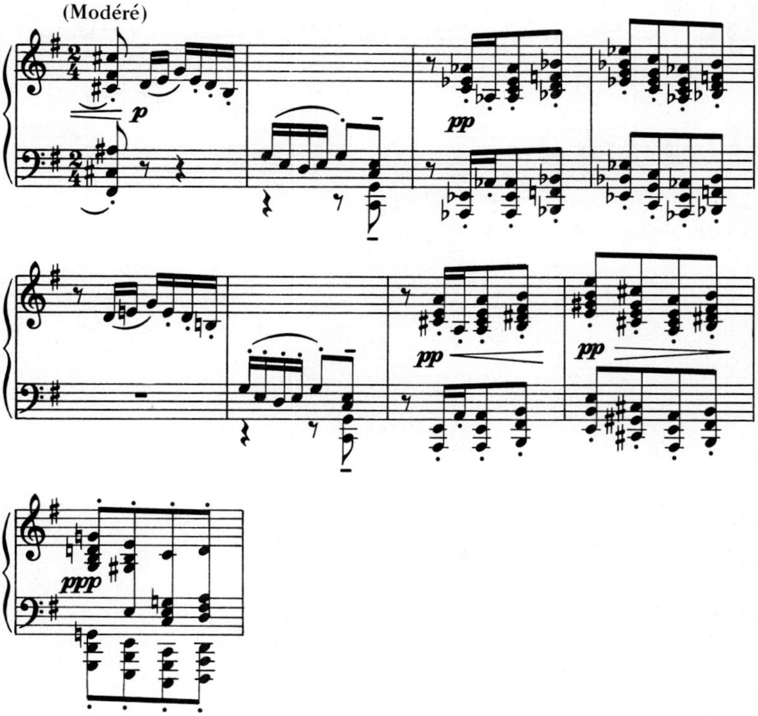


Cl. Debussy

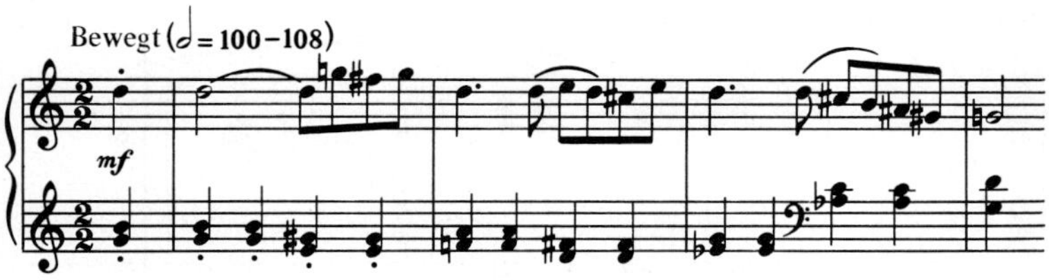


P. Hindemith

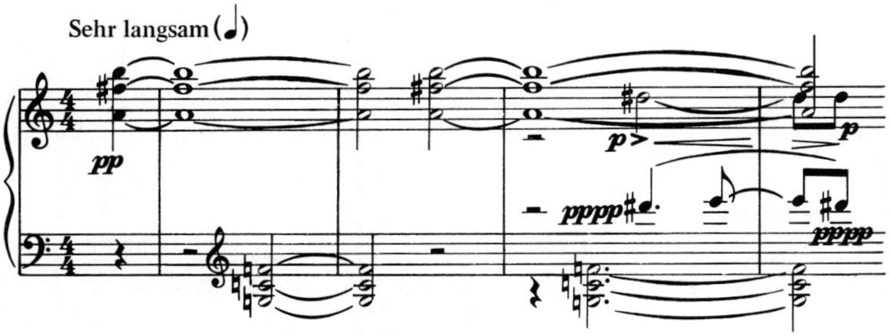


A. Schönberg, Sechs kleine Klavierstücke op. 19, Nr. VI

Zwei Bereiche wurden hier noch nicht oder jedenfalls nicht ausdrücklich angesprochen: das adäquate Erfassen rhythmischer Vorgänge und Klangwelten der neuen Musik. Beides setzt jedoch einem Selbststudium ziemliche Barrieren entgegen. Ob ich einen notierten Rhythmus korrekt wiedergebe, entzieht sich weitgehend der Eigenkontrolle. Und aus der Klangwelt gegenwärtiger Musik lassen sich nicht umstandslos praktikable Hörübungen für einen einzelnen abstrahieren – zumal erschwerend hinzukommt, daß entsprechende Werkkenntnisse, zurückhaltend formuliert, im allgemeinen dürftig sind.

Gleichwohl kann man sich natürlich Aufgaben stellen. 3 gegen 2 zu klopfen etwa, 4 gegen 3 stumm zu dirigieren, oder komplizierte Rhythmen zumindest lesend nachzuvollziehen – der ›Wozzeck‹ von Alban Berg sei (auch dafür) nachdrücklich zur Lektüre empfohlen –: All das sind hilfreiche Übungen. Äußerst nützlich ist es auch, geeignete Stücke mit beiden Händen nur »klopfend« zu realisieren, um die jeweilige rhythmische Struktur »körperlich« zu erfahren: Man probiere dies beispielsweise an den zweistimmigen Inventionen von J. S. Bach.

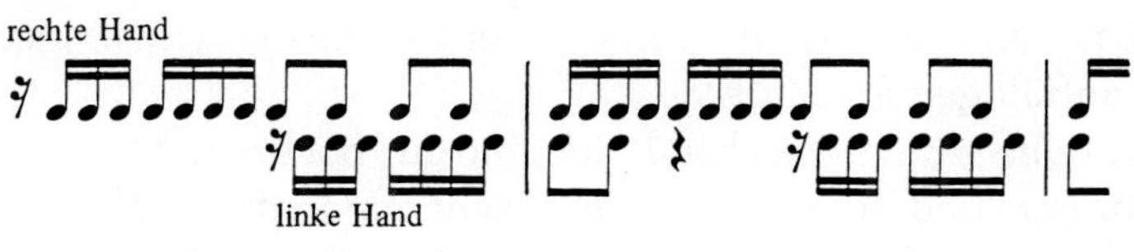


(J. S. Bach, Invention C-Dur BWV 772)

Und über die gegebenen Vorschläge (»freie« Skalen, Zwölftonreihen, tonal ungebundene Verläufe) hinaus, soll man z. B. das Klang erforschende Klavierspiel (vgl. ❷ auf S. 47) unbedingt so weit wie möglich fassen: Auch frei-dissonante Klänge, aus Quarten aufgebaute Akkorde oder Cluster sind hinhörend/spielend zu »erforschen«. (Man braucht dazu nur Neugier und Mut: Neugier auf das »Ausprobieren« ungewohnterer Klänge und Klangverbindungen; Mut, am Instrument im wahrsten Sinne des Wortes »herumzuspielen«.)

Dennoch glaube ich, daß zumal im Rhythmischen den Übe-Möglichkeiten eines Einzelnen natürliche Grenzen gesetzt sind. Anzuraten ist deswegen für die Rhythmik ein »indirektes«, für die neue Musik ein »direktes« Studium: Beim »Lesen und Hören« ist auf rhythmische Vorgänge bewußt zu achten, und für die neue Musik ist die intensive Auseinandersetzung mit verschiedenen Partituren unverzichtbar.

*

In diesem Abschnitt sollen Anregungen gegeben werden für den wechselseitigen Umgang mit Partituren und Schallplatten beim Selbststudium.

### *Singen*

Bach-Choräle z. B. anhand von guten Schallplattenaufnahmen mitzusingen, ist eine vielfältig sinnvolle Übung: Vom-Blatt-Singen, »chorisches« Denken, linear-harmonisches Hören werden ebenso geübt wie das Bewußtsein geschärft wird für die linear belebte und durchwirkte Bachsche Homophonie. (Empfehlenswert ist dann in jedem Fall, einen oder mehrere Choräle auf Kassette zu überspielen: Es erleichtert das mehrfache Hören sowie das beliebige Unterbrechen bei schwierigen oder auffälligen Stellen.)

Dasselbe gilt entsprechend nicht nur für Bachsche Motetten (Partituren und Aufnahmen sind leicht zugänglich), sondern natürlich auch für chorische Werke aller Art.

### *Hören und Lesen*

Unabhängig von den üblichen Gepflogenheiten (nur, gleichsam absichtslos, hören; hören mit gleichzeitigem Partiturlesen) sollten andere Vorgehensweisen immer wieder geübt werden:

❶ Vier Schritte:

- Einen Satzabschnitt, einen ganzen Satz oder, nach entsprechender Übung, ein komplettes Werk ohne Partitur anhören.
- Das Gehörte *aus der Erinnerung* in der Partitur zusammenhängend nachlesen und innerlich erklingen lassen.
- Erneut ohne Partitur hören, dabei aber versuchen, gleichzeitig das Schriftbild vor sich zu sehen.
- Abschließendes Hören *mit* Partitur.

(Je größer der Zeitabstand zwischen »Hören« und »Lesen«, desto schwieriger ist am Anfang das »Nachlesen«. Deswegen sollte man beides trainieren: unmittelbar anschließendes Lesen und – z. B. nach einem Konzertbesuch zu Hause – Nachlesen aus zeitlicher Distanz. – Dies gilt entsprechend auch für die Reihenfolge »Lesen« → »Hören«.)

❷ Hören mit dem ganz *bewußten* Vorsatz und Ziel, das Erklingende innerlich aufzuzeichnen (Anfang aus der Partitur vorgeben!); zwischendurch und abschließend Kontrolle durch Blick in die Partitur.

❸ Kurze oder längere Satzausschnitte (am besten auf Kassette überspielen) anhören, (zumindest) die Oberstimme aufschreiben, an der Partitur überprüfen.

Der Stand der eigenen Hörfähigkeit diktiert natürlich die Wahl des Stückes: ob man sich einem Madrigal von Hassler, einer Palestrina-Motette, einem Bach-Choral, einem frühen Haydn-Quartett, dem langsamen Satz aus der 1. Symphonie Beethovens, einem lyrischen Klavierstück Schumanns oder der Symphonik Bruckners zuwendet.

### *Lesen und Hören*

Das Vorgehen: Hören → Nachlesen ist leichter als seine Umkehrung: Lesen → Hören. Umso mehr aber sollte dies regelmäßig probiert und regulär geübt werden: ein – unbekanntes! – Werk durch stummes Lesen der Partitur innerlich erstehen lassen und anschließend, die Partitur in Händen, anhören, um die Richtigkeit der inneren Vorstellung zu kontrollieren.

Je nach Komplexität des Werkes gelingt dies mehr oder weniger vollkommen. Eine Klaviersonate Mozarts wird man im Gesamt und im Detail lesend erfassen können, ein Orchesterwerk Debussys wird sich nicht in allem erschließen. Zwischen solchen Extremen der Totalität und des nur Umrißhaften wird sich lesendes Hören immer bewegen – nicht also nur durch die persönliche »Lesefähigkeit« bedingt, sondern auch von der Art des Werkes selbst diktiert. Es wäre darum ein sinnloser und bei vielen Werken auch musikalisch unangemessener Ehrgeiz, stets alles im Detail lesend erfassen zu wollen. Der erste Blick* wird immer ganz unangestrengt großflächig-schweifend das Gesamtbild aufnehmen, vielleicht auch bei einer ins Auge springenden Einzelheit verharren, dann erst Funktion, Hierarchie und Beziehung der Stimmen genauer zu erkennen suchen, und jeweils gleichzeitig sowie abschließend das so Gefaßte innerlich in – mehr oder minder präzisen – Klang umsetzen. Im Einzelfall also ist auch zu entscheiden, ob strenge Lektüre – wie bei durchbrochener Arbeit in einem Haydn-Quartett – oder kursorisches Lesen – wie bei vielen Werken György Ligetis – gefordert ist.

Man muß sich dies auch deswegen klar machen, um nicht vor eventuellen anfänglichen Schwierigkeiten zu kapitulieren. Denn für den Anfänger besteht das Problem natürlicherweise darin, daß während des Lesens überhaupt etwas hörbar wird. Deswegen sollte der Umfang sowie der Schwierigkeitsgrad des Gelesenen erst allmählich gesteigert werden.

## ❶ Werkstudium

*Jedes neue Werk,* das man sich zur Erarbeitung vornimmt – ob im Instrumental- oder Gesangsunterricht –, sollte man in

* Michael Zimmermann bezeichnet ihn in einer hübsch-treffenden Formulierung als den »müden Blick«.

jedem Fall *zunächst lesen* und erst *dann spielen.* Denn Werke, die man persönlich studiert, sind einem auch besonders nahe: Das kann diese vielleicht ungewohnte Annäherung erleichtern. (Kaum nötig deshalb zu betonen, daß man gerade an einem solch konkreten Gegenstand später auch weitere Hörübungen anstellen sollte, wie sie hier empfohlen werden.)

Man nehme sich Zeit dafür: Dieses vorgeschaltete Lesen soll so genau und umfassend wie möglich sein, d. h. auch: nicht nur den puren Text, sondern möglichst zugleich alle Vortragsanweisungen in der Klangvorstellung aufnehmen.

Empfehlenswert ist auch (wie schon bei früheren Aufgaben) das Bemühen, Lesen und Lernen, Lesen und Schreiben zu verbinden: Man konzentriere sich auf einen Satzabschnitt, setze ihn innerlich in Klang um, lerne ihn auswendig und schreibe ihn auf/spiele ihn.

## ❷ Analyse

Das innere Hören, wie eben gefordert, kann – grundsätzlich betrachtet – ohne gezielte Analyse des Notentextes auskommen und gelingen. Doch, wie an früheren Beispielen schon dargelegt, ist der Rang der Analyse auch für das Hören nicht zu unterschätzen. (Schon, daß man beim Hören Beziehungen wahrnimmt oder stiftet, Kontraste erkennt oder erlebt, ist ja ein Stück Analyse.) Deshalb sollte man das »bloß« lesende Hören auch um die Aufgabe präziser Analyse erweitern. Die Grundforderung – das Streben nach innerer Klangumsetzung – bleibt; hinzutritt der Versuch, ein Werk oder einen Abschnitt allein vom Notenbild her analytisch möglichst total aufzuschlüsseln (und dies natürlich wiederum in die innere Vorstellung einfließen zu lassen). Der anschließende Hörvergleich kann dann zweierlei leisten: Er ist Kontrolle der Hörvorstellung und Gegenstand begründbarer Interpretationskritik zugleich.

Um zumindest ein Beispiel vorzugeben: Man erarbeite sich in dieser Weise die langsame Einleitung zu Haydns Symphonie

*D*-Dur Nr. 101 (›Die Uhr‹ Hob. I: 101). Innerliches Hören: Schwer zu erfassen – und deshalb besonders aufmerksam zu lesen – sind der Übergang T. 2/3 sowie die Chromatik T. 8–10. Gesichtspunkte der Analyse: formaler Aufbau (Phrasenlängen beachten); harmonische Stationen (vgl. T. 4, 12, 22ff.; tritt in der Einleitung schon *D*-Dur auf?); rhythmischer Verlauf (Rang der ♩); Einsatz der Bläser (z. B. im Vergleich T. 5ff. mit T. 13ff.!); dynamische Entwicklungen (besonders T. 1–4, aber auch T. 18 und 19); Dichte des Satzes (vgl. z. B. T. 4 und 5); Bewegungsrichtungen, melodische Hoch- und Tiefpunkte; Verhältnis der Stimmen zueinander (z. B. T. 13/14 und 15/16 und 17/18) und die Abstufung ihrer Gewichtigkeit.

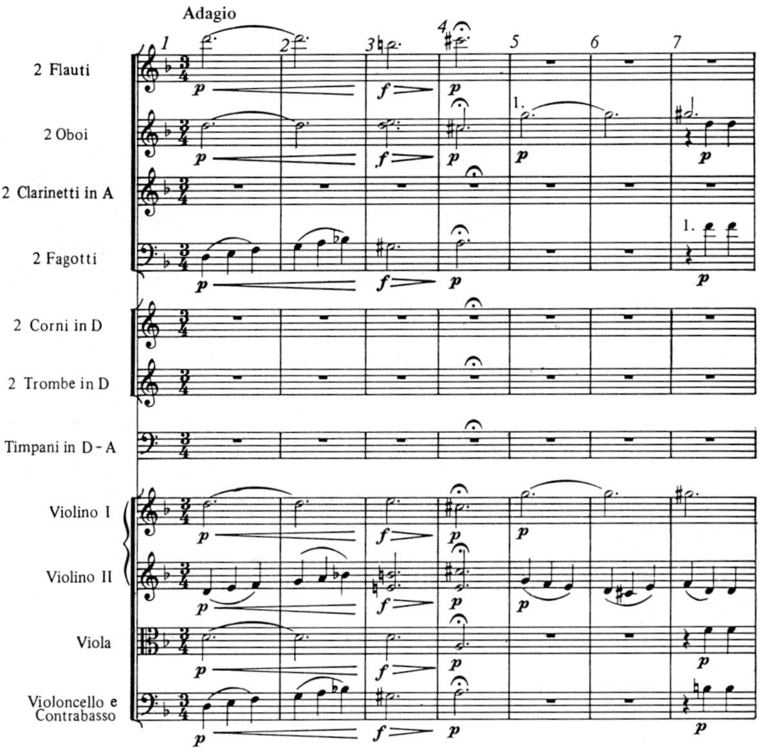

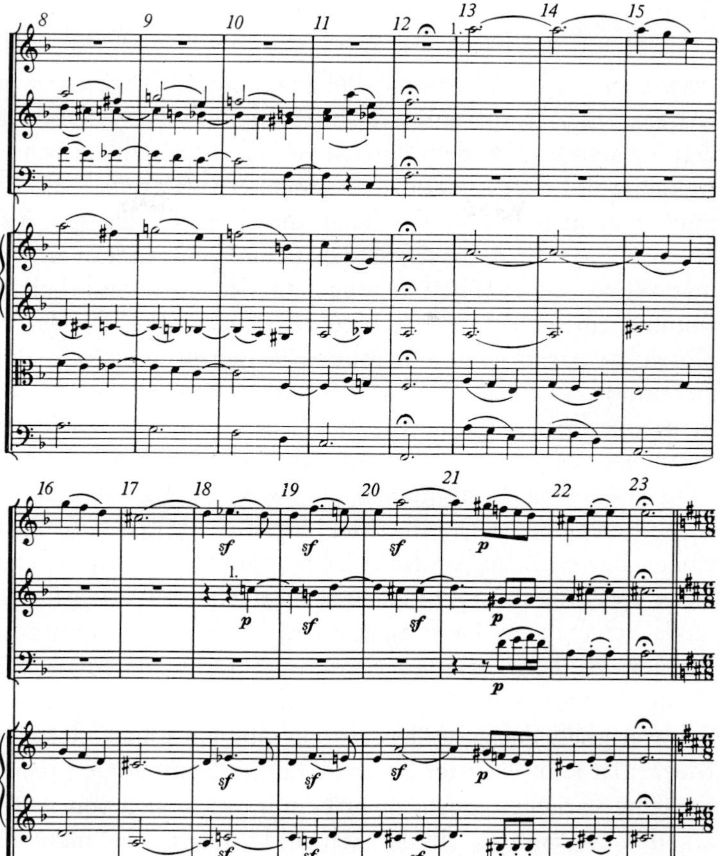


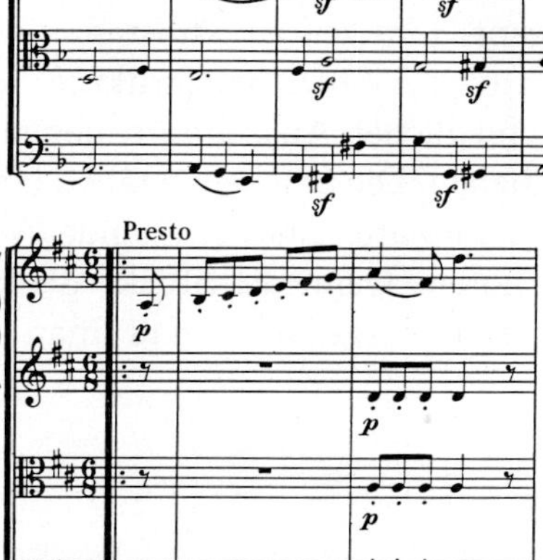


J. Haydn, Symphonie D-Dur
Hob. I: 101, 1. Satz

Das eben vorgelegte Haydn-Beispiel mag den Anfänger verwirren: Die Zusammenschau von mehr als zwei Systemen fällt den meisten außerordentlich schwer. Eine zusätzliche Schwierigkeit ergibt sich zumal bei verwickelteren Sätzen: Das Auge muß, nachdem es erst einmal ihren musikalischen Rang erkannt hat, flink zwischen den Stimmen wandern und die instinktive Gewohnheit preisgeben, sich an eine einzige Stimme (meist die oberste) zu klammern. Für das lesende Hören ist darum eine allmähliche Steigerung des Schwierigkeitsgrades in zweifacher Hinsicht anzuraten. Zum einen sollte man, überflüssig zu sagen, mit einfachen, »durchsichtigen« Beispielen beginnen. (Dies entzieht sich einer Reglementierung: Was er sich zumuten kann, was für ihn »einfach« und was »schwer« ist, weiß jeder für sich selbst am besten einzuschätzen.) Zum anderen sollte man sich im Erfassen auch vieler Systeme üben, um beides beherrschen zu lernen: simultanes Schauen und wendigen Blick. (Dabei ist wiederum von leichten zu komplizierten Strukturen fortzuschreiten. Denn allein von der Anzahl der Systeme hängt natürlich nicht die Schwierigkeit des lesenden Hörens ab: ein Quartettsatz von Mozart ist komplizierter als eine Stamitz-Symphonie.) Je mehr Systeme vorliegen, desto mehr bemühe man sich von Anfang an, das Gesamt zu überblicken und zu erfassen, nicht aber zunächst einzeln nachvollzogene Stimmen zu addieren.

Die folgenden, nach Gattung, Stil, Satzstruktur und Schwierigkeit bewußt unterschiedlichen Ausschnitte mögen zu entsprechender Erarbeitung dienen. Die Quellenangaben laden dazu ein, mit Partitur und Schallplatte das betreffende Werk jeweils im Ganzen zu lesen/hören. Denn die Stücke wurden auch unter dem Gesichtspunkt ausgesucht, daß man sie kennen sollte: um damit eine Brücke zu schlagen zur abschließenden *Hör-Liste,* deren Werke ebenfalls Gegenstand dieser und bisheriger Übungen sein können und sollten*.

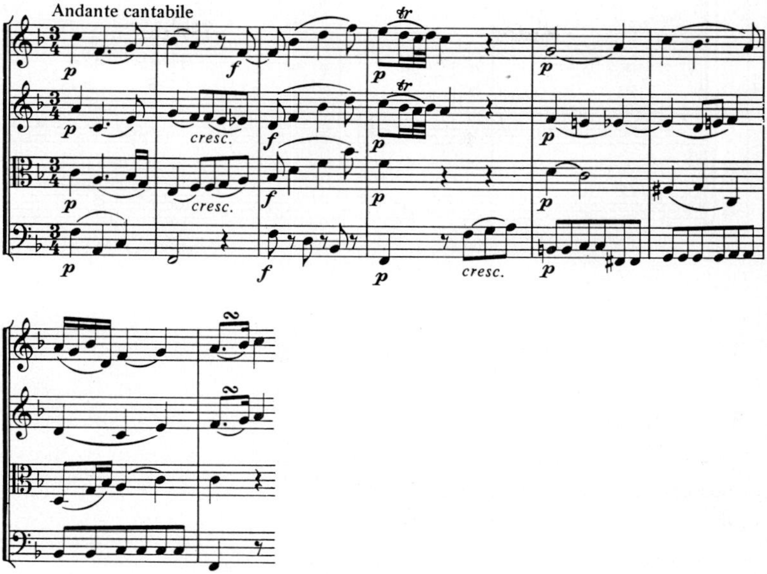


W. A. Mozart, Streichquartett C-Dur KV 465 (›Dissonanzen-Quartett‹), 2. Satz

* Praktikabel sind auch Beispielsammlungen der Musikgeschichte, die – sofern keine Schallplattenaufnahmen existieren – zumindest zum lesenden Hören/Spielen sehr gut herangezogen werden können: Arnold Schering, ›Geschichte der Musik in Beispielen‹, Wiesbaden 1959, Breitkopf & Härtel. – Als Taschenbuch zu empfehlen ist: Otto Hamburg, ›Musikgeschichte in Beispielen. Von der Antike bis Johann Sebastian Bach‹, Wilhelmshaven ²1979, Heinrichshofen's Verlag.

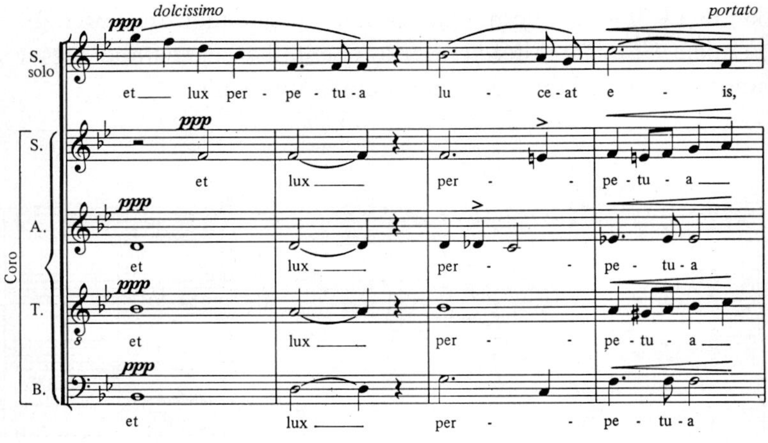

dolcissimo
portato
ppp
S. solo
et lux per - pe - tu - a lu - ce - at e - is,
Coro
S.
et lux per - - pe - tu - a
A.
et lux per - - pe - tu - a
T.
et lux per - - pe - tu - a
B.
et lux per - - pe - tu - a

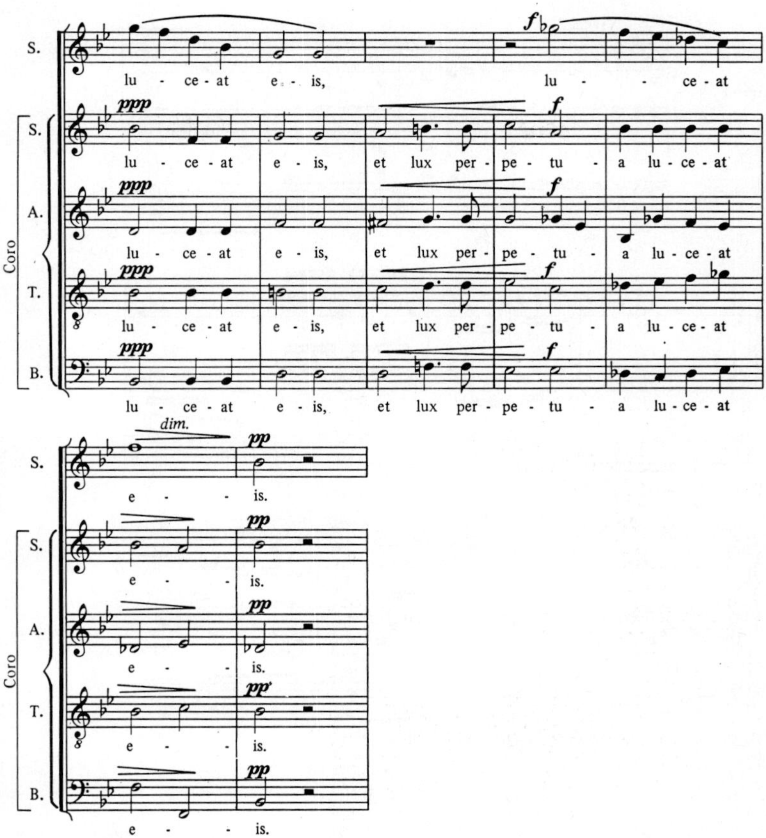


G. Verdi, Requiem

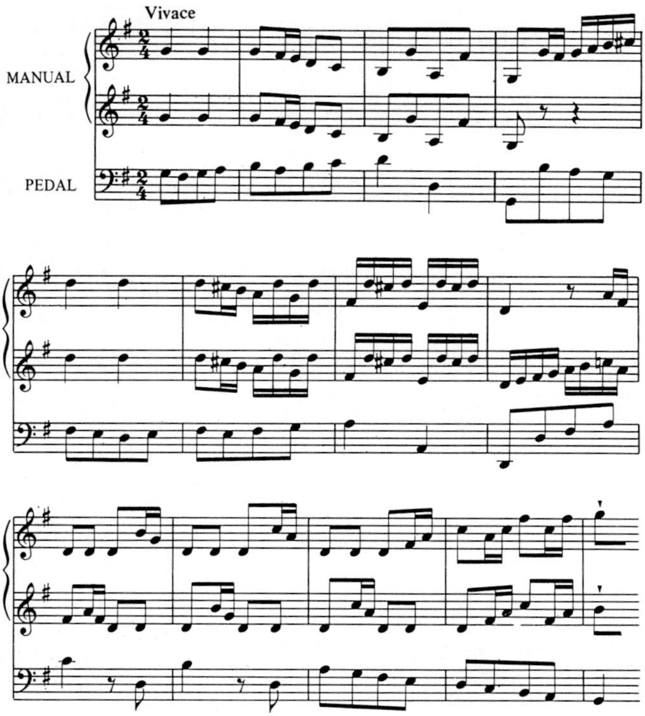


J. S. Bach, Sonate für Orgel G-Dur (BWV 530), 1. Satz

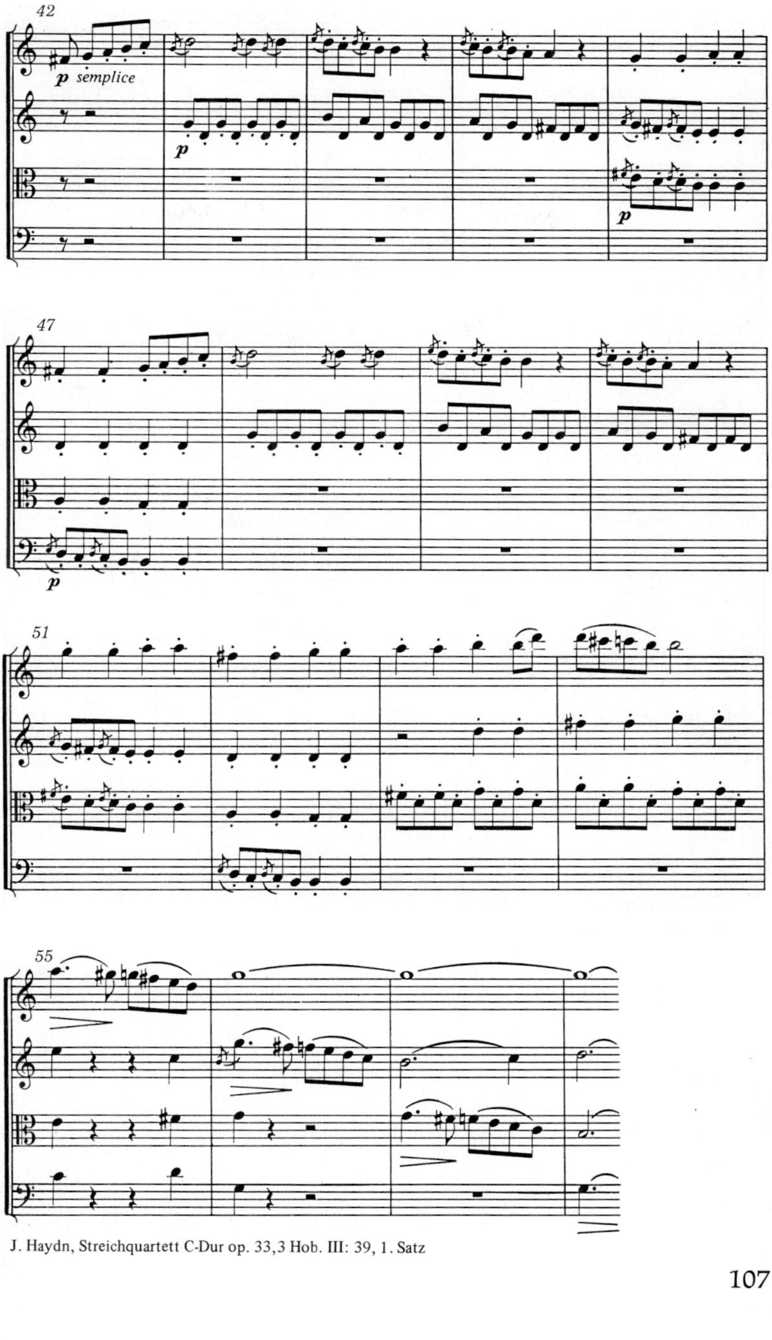


J. Haydn, Streichquartett C-Dur op. 33,3 Hob. III: 39, 1. Satz

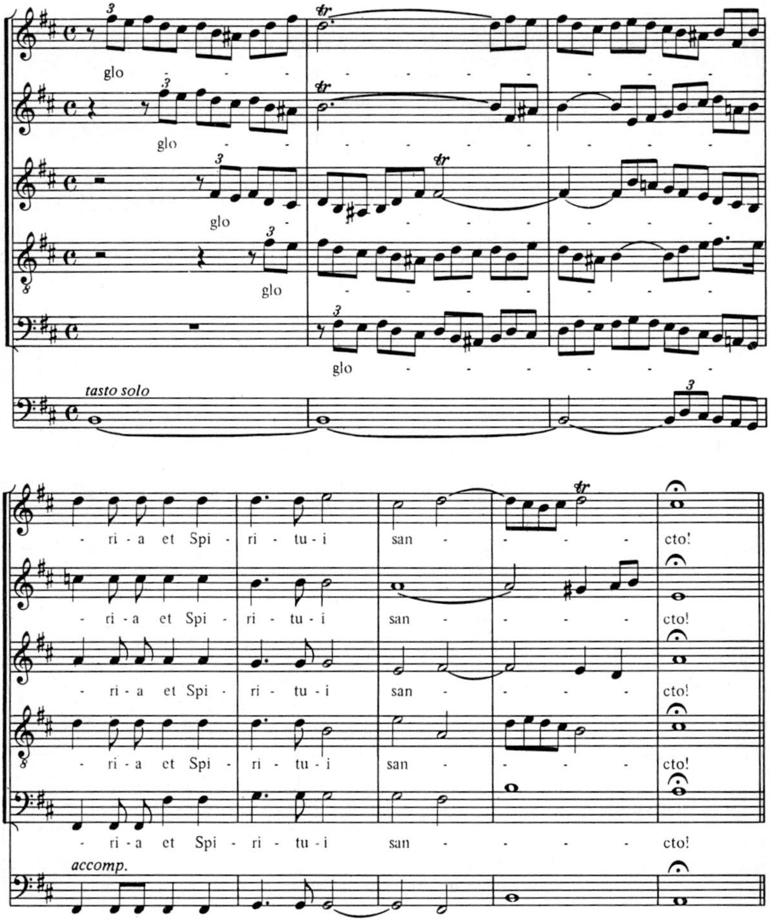


J. S. Bach,»Magnificat« BWV 243 (Chorpart

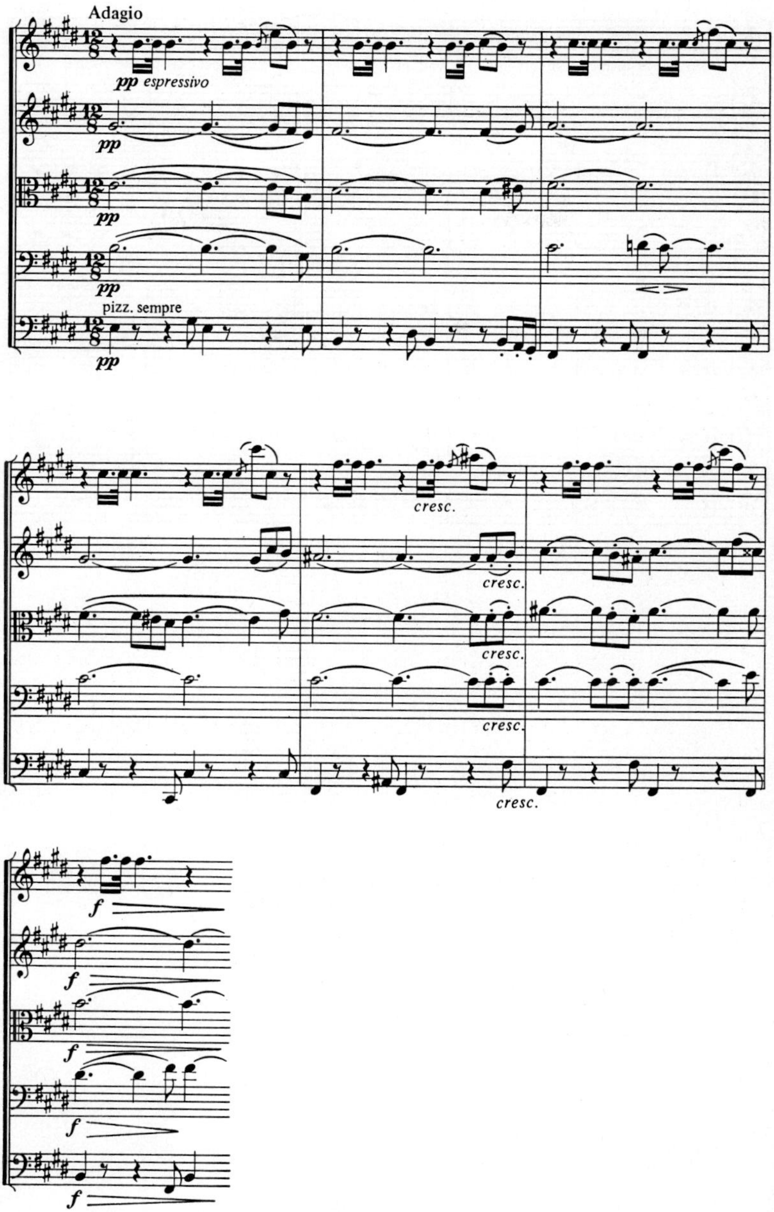


Fr. Schubert, Streichquintett C-Dur op. 163 (D 956), 2. Satz

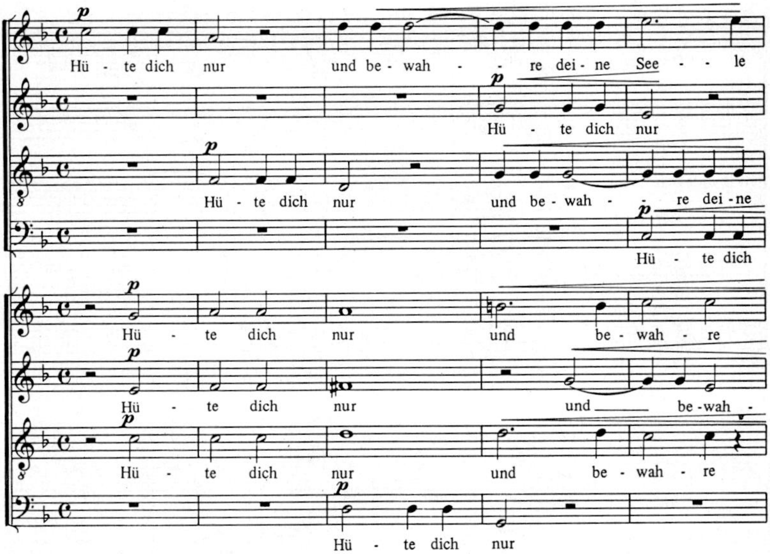
p
Hü - te dich nur und be - wah - - re dei - ne See - - le
Hü - te dich nur
Hü - te dich nur und be - wah - - re dei - ne
Hü - te dich
Hü - te dich nur und be - wah - re
Hü - te dich nur und be - wah -
Hü - te dich nur und be - wah - re
Hü - te dich nur

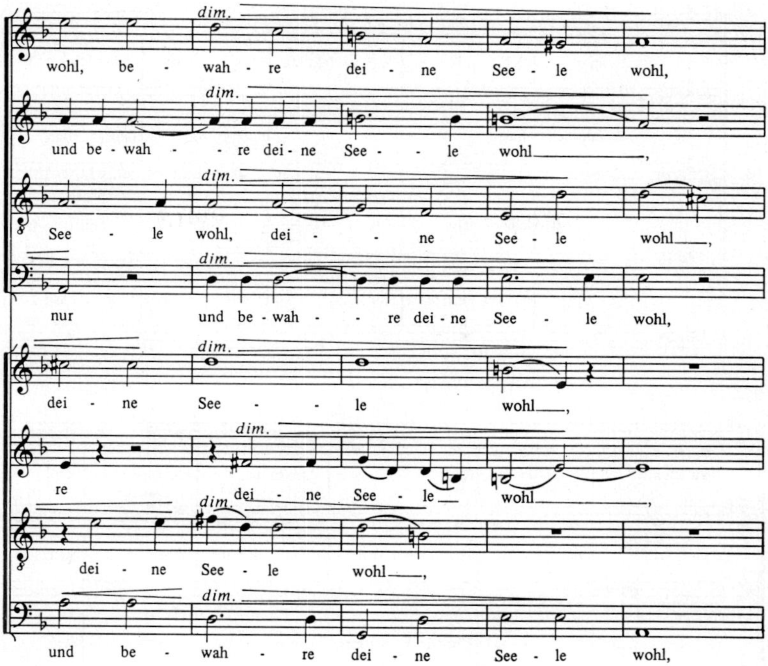
dim.
wohl, be - wah - re dei - ne See - le wohl,
dim.
und be - wah - - re dei - ne See - - le wohl,
dim.
See - le wohl, dei - - ne See - le wohl,
dim.
nur und be - wah - - re dei - ne See - le wohl,
dim.
dei - ne See - - le wohl,
dim.
re dei - ne See - le wohl,
dim.
dei - ne See - le wohl,
dim.
und be - wah - re dei - ne See - le wohl,

J. Brahms, ›Fest- und Gedenksprüche‹ op. 109

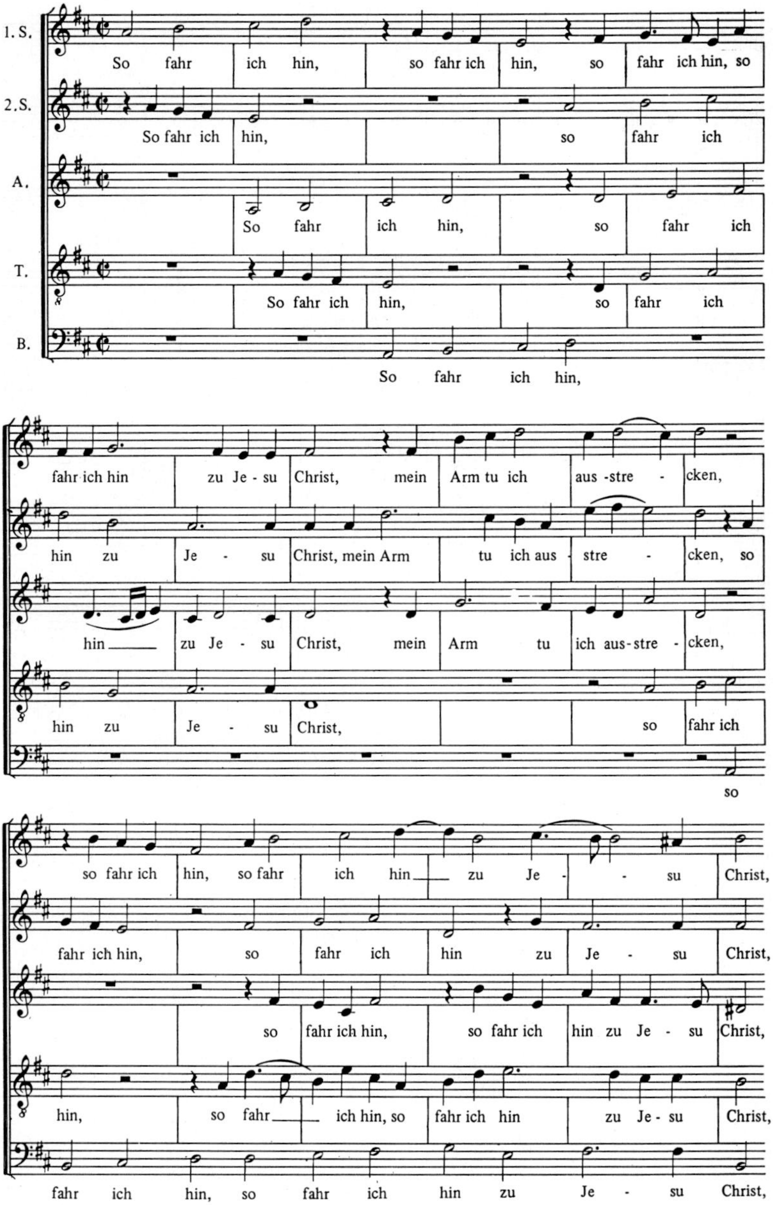


H. Schütz, »So fahr ich hin« (aus: ›Geistliche Chormusik‹, 1648, SWV 379)

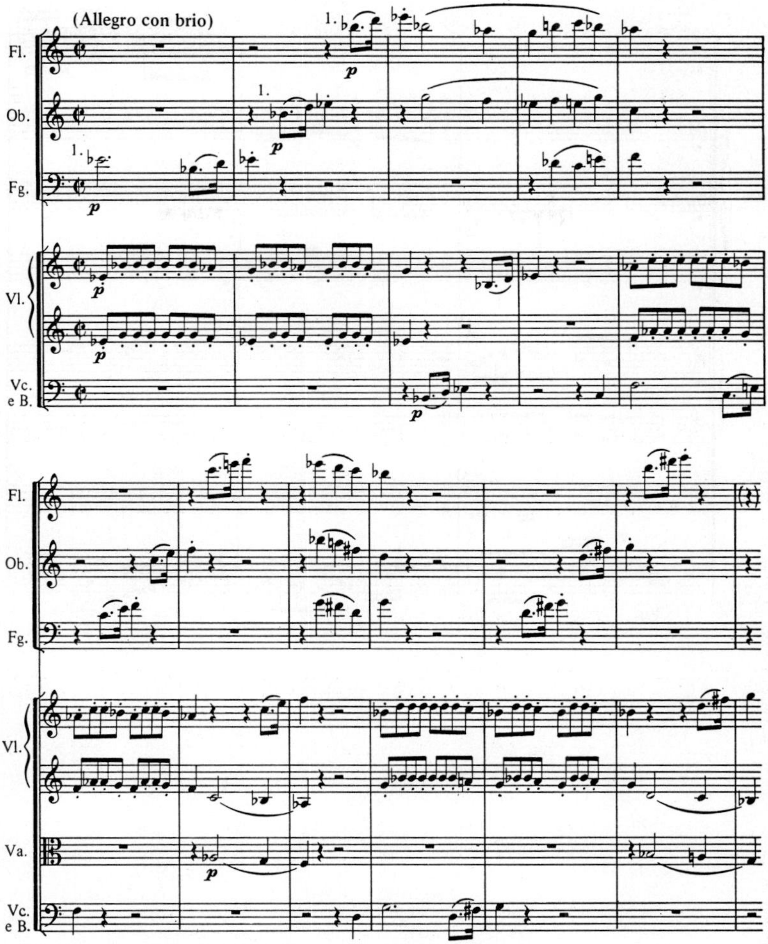


L. van Beethoven, Symphonie Nr. 1 C-Dur op. 21, 1. Satz (Durchführung)

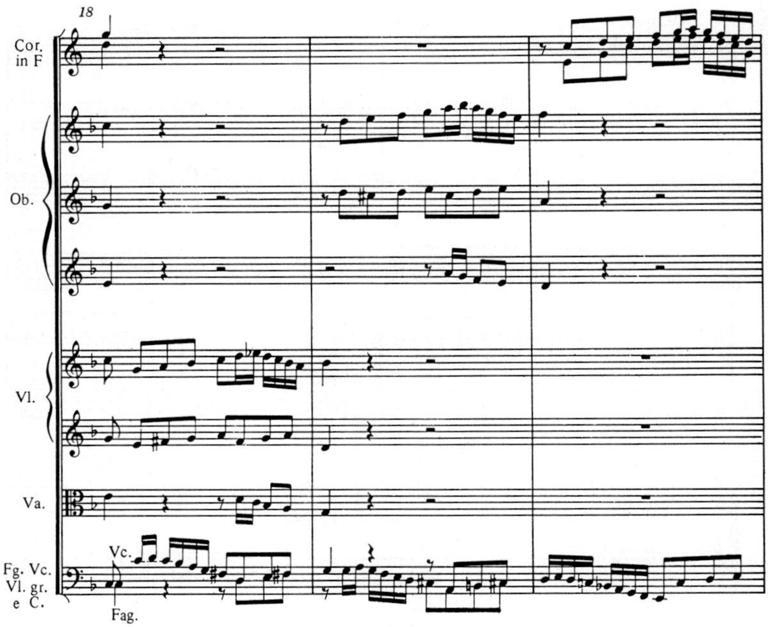
18
Cor. in F
Ob.
Vl.
Va.
Vc.
Fg. Vc. Vl. gr. e C.
Fag.

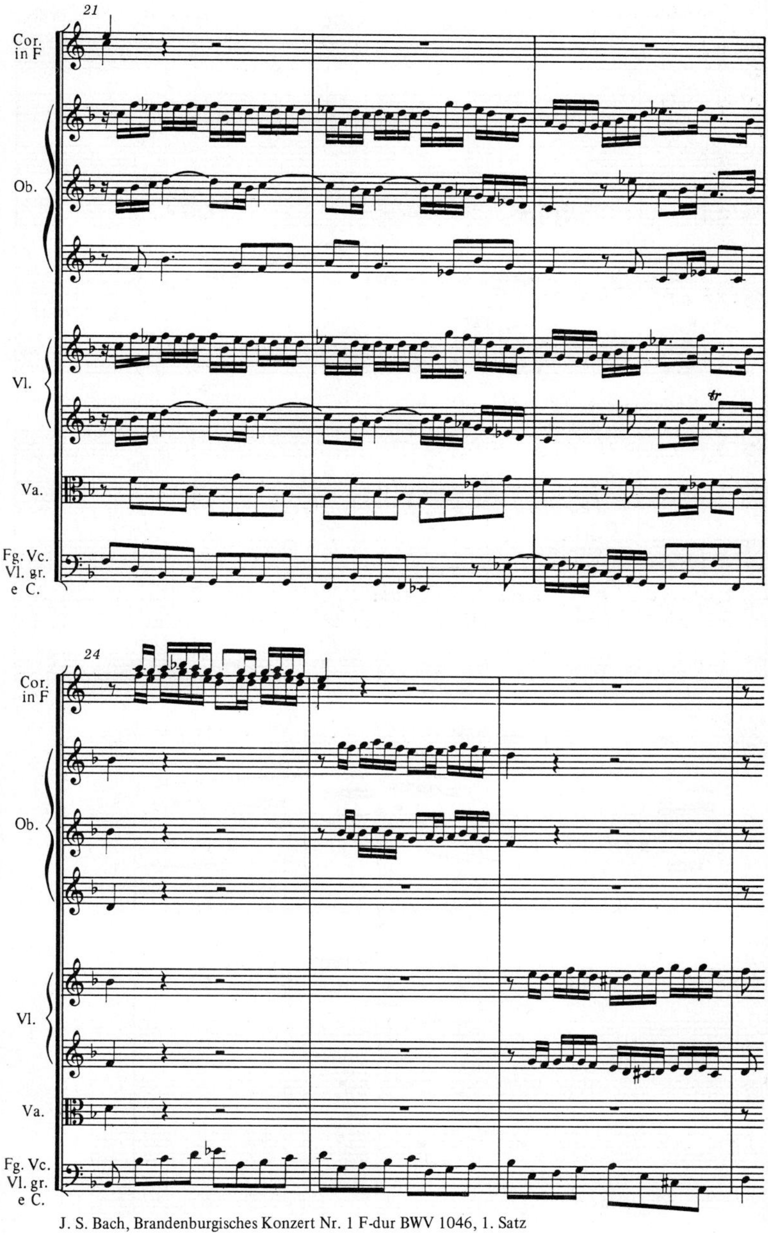


J. S. Bach, Brandenburgisches Konzert Nr. 1 F-dur BWV 1046, 1. Satz

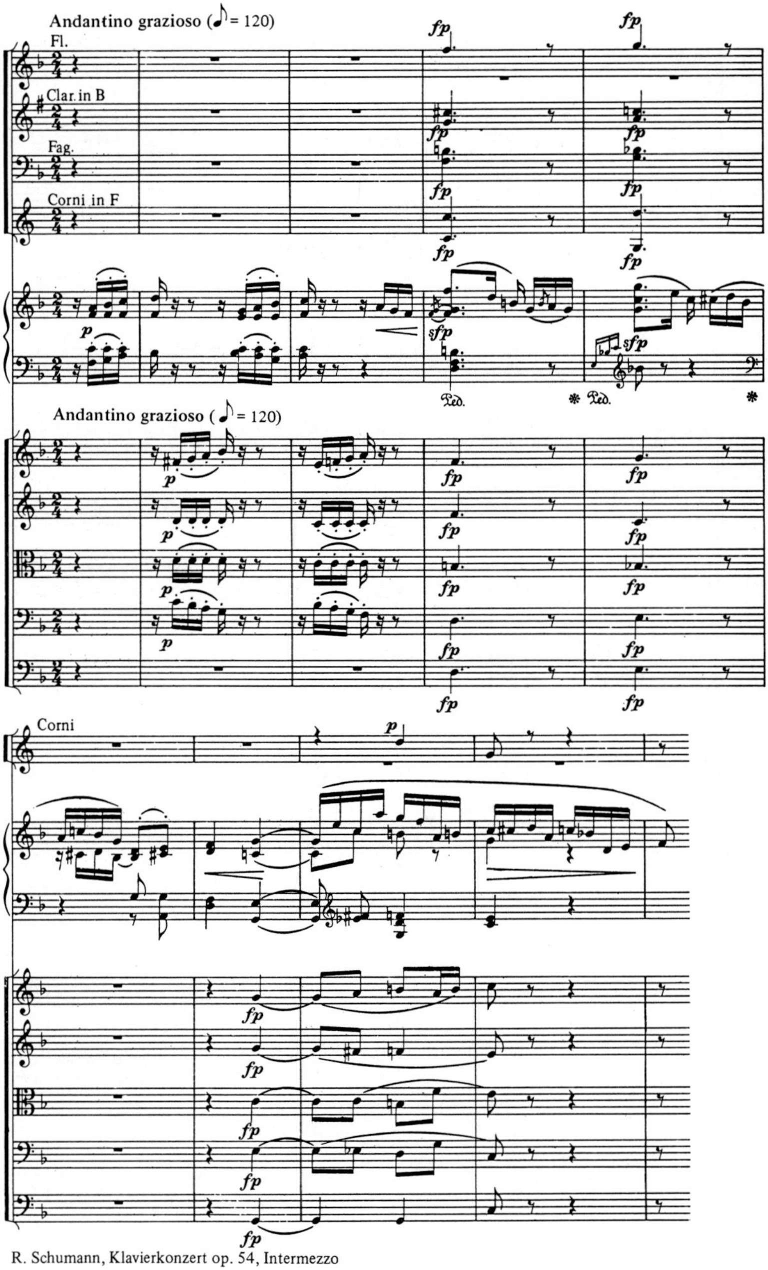


R. Schumann, Klavierkonzert op. 54, Intermezzo

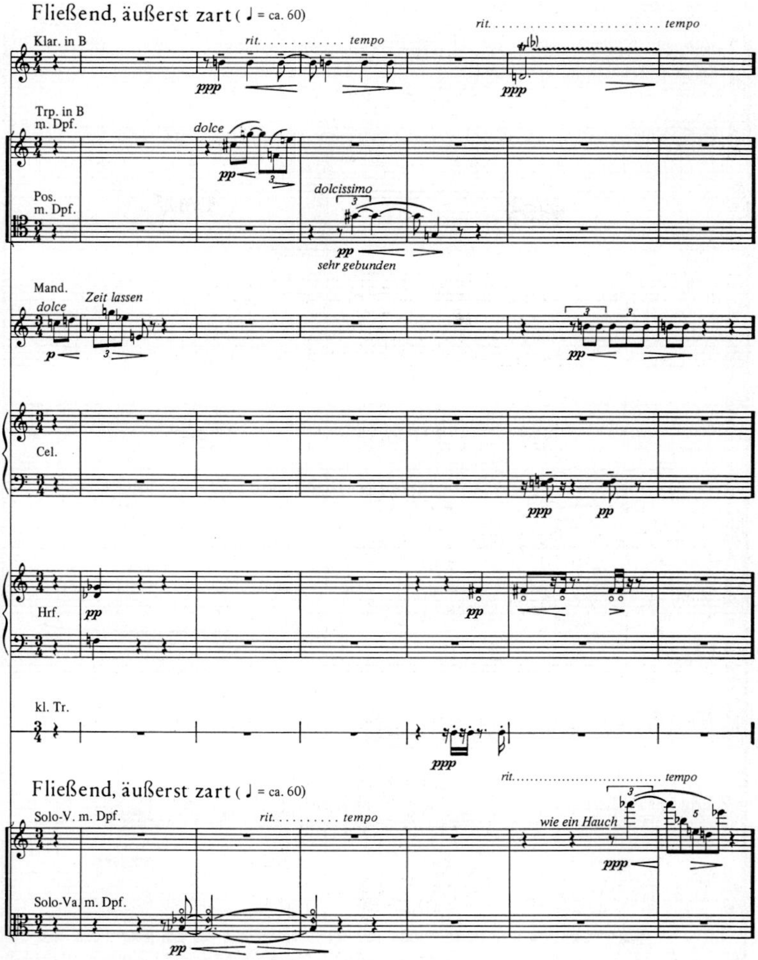


A. Webern, Fünf Stücke für Orchester op. 10, Nr. IV

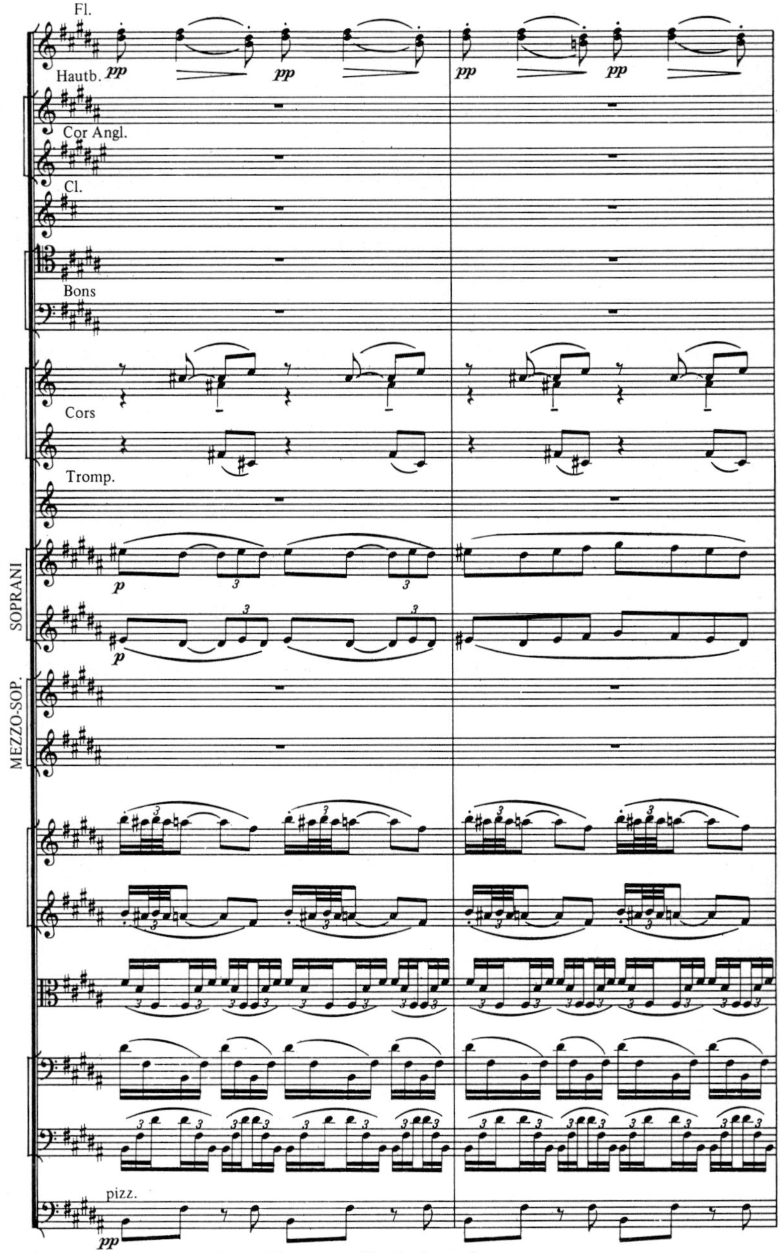


Cl. Debussy, ›Sirènes‹ (aus: ›Nocturnes‹ für Orchester)

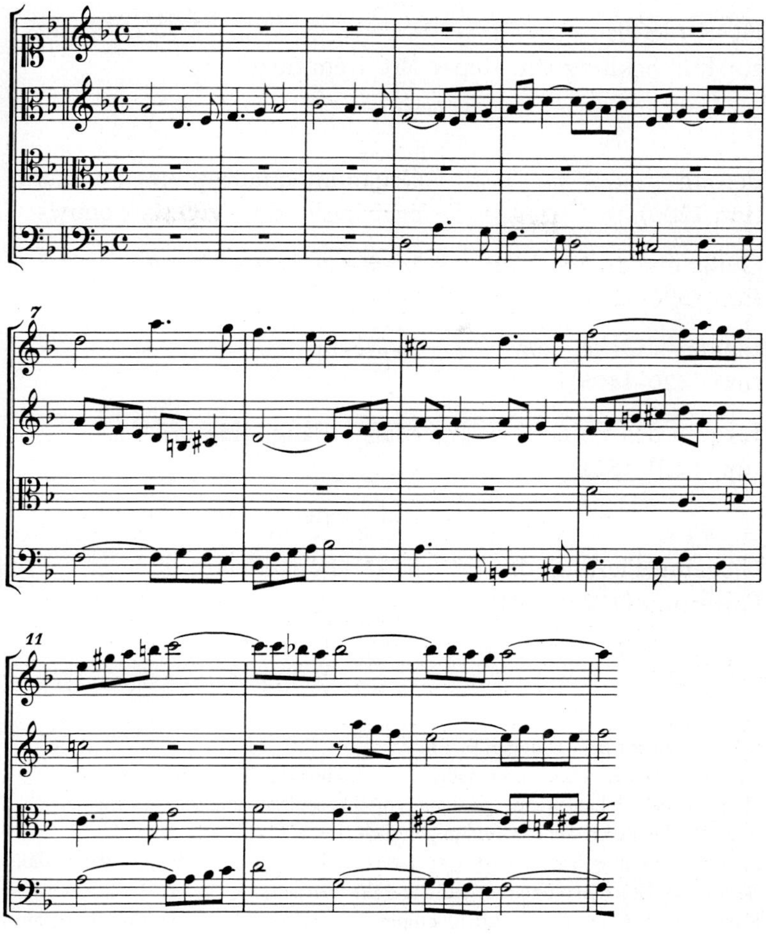

J. S. Bach, ›Kunst der Fuge‹ BWV 1080, Contrapunctus 5

HÖR-LISTE
zur Entwicklung von Repertoire-Kenntnissen*

| | |
|---|---|
| Perotin (um 1200) | Organum quadruplum ›Sederunt principes‹ oder ›Viderunt omnes‹ |
| Guillaume de Machaut (um 1300–1377) | Messe de Notre Dame |
| Johannes Ockeghem (um 1420–1495) | *Requiem* |
| Josquin des Prés (um 1440–1521) | Missa ›Pange lingua‹<br>Motetten (mindestens: ›Ave Maria‹) |
| Giovanni Pierluigi da Palestrina (1525–1594) | Missa Papae Marcelli<br>Stabat mater |

* Vgl. dazu die Bemerkungen S. 13f.
Drei verschiedene Druckarten sollen die Leitlinien der Auswahl verdeutlichen:
Normaldruck = bedeutende, personaltypische, zentrale und/oder geschichtswirksame Werke, deren Kenntnis unumgänglich ist;
Normaldruck plus Sternchen (*) = derart als bekannt anzusehende Werke, daß sie nur der Geschlossenheit wegen angeführt werden;
*Kursivdruck* = (z. T. subjektive) Empfehlung von Werken, deren Kenntnis am Anfang nicht zwingend notwendig ist.
Während das klassisch-romantische Repertoire auf Schallplatte nahezu vollständig dokumentiert ist, ergeben sich im Bereich der »alten« wie »neuen« Musik Lücken. Es wurden darum nur Werke aufgenommen, die auf Schallplatten zugänglich sind. Der Bereich der Renaissance-Musik – ohne »Hauptwerke« im späteren Verständnis – sowie viele Komponisten des Barock entziehen sich einer angemessenen Rubrizierung; nur aus diesem Grunde fehlen Namen wie Dufay (Hymnen), Gastoldi (Balletti), A. und G. Gabrieli (mehrchörige Werke), Froberger (Klaviersuiten), Frescobaldi (Orgelwerke), Pachelbel oder Telemann. – Herzlich möchte ich jenen Freunden und Kollegen danken, die diese »Hör-Liste« mit Anregungen und Kritik bedacht haben.

| | |
|---|---|
| Gesualdo da Venosa (um 1560–1613) | *Madrigale* |
| Claudio Monteverdi (1567–1643) | Oper ›Orfeo‹<br>Madrigale |
| Heinrich Schütz (1585–1672) | Kleine geistliche Konzerte (Auswahl)<br>Geistliche Chormusik (1648) SWV 369–397 |
| Antonio Vivaldi (um 1678–1741) | ›Le quattro stagioni‹ (›Die vier Jahreszeiten‹) op. 8, Nr. 1–4 |
| Giovanni Battista Pergolesi (1710–1736) | Stabat mater<br>Intermezzo ›La serva padrona‹ (›Die Magd als Herrin‹) |
| Georg Friedrich Händel (1685–1759) | Oratorium ›Der Messias‹ |
| Johann Sebastian Bach (1685–1750) | Klavierwerke:<br>›Das Wohltemperierte Klavier‹ BWV 846–893<br>Orchesterwerke:<br>Brandenburgische Konzerte 1–6 BWV 1046–1051<br>Chorwerke:<br>Matthäus-Passion BWV 244<br>h-moll-Messe BWV 232<br>Kantaten:<br>»Gottes Zeit ist die allerbeste Zeit« (Actus tragicus) BWV 106<br>»O Ewigkeit, Du Donnerwort« BWV 20 |

| | |
|---|---|
| | »Ich will den Kreuzstab gerne tragen« BWV 56 |
| | Kammermusik:<br>›Kunst der Fuge‹ BWV 1080 |
| | Orgelwerke:<br>Passacaglia c-moll BWV 582 |
| Christoph Willibald Gluck (1714–1787) | Oper ›Iphigenie auf Tauris‹ |
| Joseph Haydn (1732–1809) | Orchesterwerke:<br>Symphonie D-Dur Nr. 104 (›Londoner‹) Hob. I: 104 |
| | Kammermusik:<br>Streichquartette op. 20 (›Sonnenquartette‹) Nr. 2, 5 oder 6, Hob. III: 32, 35, 36<br>Streichquartette op. 33 (›Russische Quartette‹) Nr. 2 Es-Dur Hob. III: 38<br>Streichquartett op. 76, 3 C-Dur (›Kaiser-Quartett‹) Hob. III: 77* |
| | Chorwerke:<br>*Oratorium ›Die Schöpfung‹* Hob. XXI: 2 |
| | Klavierwerke:<br>*Sonate Es-Dur* Nr. 59 Hob. XVI: 49<br>*Variationen f-moll* Hob. XVII: 6 |
| Wolfgang Amadeus Mozart (1756–1791) | Orchesterwerke:<br>*Symphonie D-Dur (›Prager Symphonie‹) KV 504*<br>Symphonie g-moll KV 550<br>Symphonie C-Dur (›Jupiter-Symphonie‹) KV 551 |

Oper:
›Le nozze di Figaro‹
(›Die Hochzeit des Figaro‹)
›Die Entführung aus dem Serail‹
›Don Giovanni‹
›Die Zauberflöte‹

Kammermusik:
Streichquartett C-Dur
(›Dissonanzen-Quartett‹) KV 465
Streichquintett g-moll KV 516

Lieder:
›Das Veilchen‹ KV 476*

Klavierwerke:
Sonate a-moll KV 310
Sonate A-Dur KV 331
Sonate c-moll KV 457
Fantasie c-moll KV 475

Chorwerke:
*Requiem d-moll KV 626*

Konzerte:
Klavierkonzert d-moll KV 466

Ludwig van Beethoven
(1770–1827)

Orchesterwerke:
Symphonien 1–9
(mindestens: Nr. 3, 5, 6 und 9)

Klavierwerke:
32 Sonaten
mindestens: op. 2, 1 f-moll
op. 13 c-moll
(›Pathetique‹)
op. 31,2 d-moll
(›Sturm-Sonate‹)
op. 53 C-Dur
(›Waldstein-Sonate‹)

op. 57 f-moll
(›Appassionata‹)
op. 106 B-Dur
(›Hammerklavier-Sonate‹)
op. 111 c-moll
›Diabelli-Variationen‹ op. 120

Konzerte:
Klavierkonzerte Nr. 4 (G-Dur) op. 58
und 5 (Es-Dur) op. 73
Violinkonzert op. 61

Kammermusik:
Streichquartette op. 59
(mindestens: op. 59, 3 C-Dur)
Letzte Quartette
(mindestens: op. 130 B-Dur)

Oper:
›Fidelio‹

Chorwerke:
*Missa solemnis*

Lieder:
*›Adelaide‹* op. 46
*Zyklus ›An die ferne Geliebte‹* op. 98

Gioacchino Rossini (1792–1868)

Oper ›Il barbiere di Siviglia‹

Ouvertüren (Auswahl)

Carl Maria von Weber (1786–1826)

Oper ›Der Freischütz‹ *

Franz Schubert (1797–1828)

Lieder:
Zyklen ›Die schöne Müllerin‹ D 795 und ›Winterreise‹ D 911

Orchesterwerke:
Symphonie Nr. 8 C-Dur D 944
Symphonie Nr. 7 h-moll (›Unvollendete‹) D 759*

Klavierwerke:
»Wanderer-Phantasie« op. 15 D 760
Sonate B-Dur D 960

Kammermusik:
Streichquintett C-Dur op. 163 D 956

| | |
|---|---|
| Robert Schumann (1810–1856) | Orchesterwerke:<br>Symphonie Nr. 3 Es-Dur op. 97 (›Rheinische‹)<br><br>Klavierwerke:<br>›Kinderszenen‹ op. 15*<br>›Sinfonische Etüden‹ op. 13<br>›Kreisleriana‹ op. 16<br><br>Lieder:<br>Zyklus ›Dichterliebe‹ op. 48<br>Liederkreis (Eichendorff) op. 39 |
| Felix Mendelssohn-Bartholdy (1809–1847) | Orchesterwerke:<br>Symphonie Nr. 3 a-moll (›Schottische‹)<br><br>Klavierwerke:<br>Lieder ohne Worte (Auswahl) |
| Johannes Brahms (1833–1897) | Orchesterwerke:<br>4 Symphonien (mindestens: Nr. 1 c-moll und 3 F-Dur) |

| | |
|---|---|
| | Konzerte:<br>Klavierkonzerte d-moll<br>op. 15 und B-Dur op. 83<br>Violinkonzert op. 77 |
| | Kammermusik:<br>Klarinettenquintett op. 115 |
| | Chorwerke:<br>›Ein deutsches Requiem‹ op. 45<br>*Fest- und Gedenksprüche* op. 109 |
| Anton Bruckner<br>(1824–1896) | Orchesterwerke:<br>Symphonien Nr. 4 (Es-Dur),<br>7 (E-Dur) und 9 (d-moll) |
| | Chorwerke:<br>*Te Deum* |
| Hector Berlioz<br>(1803–1869) | ›Symphonie fantastique‹ |
| Franz Liszt<br>(1811–1886) | Klavierwerke:<br>Sonate h-moll |
| | Orchesterwerke:<br>›Faust-Symphonie‹ |
| Richard Wagner<br>(1813–1883) | Oper:<br>›Der Ring des Nibelungen‹<br>(›Das Rheingold‹, ›Die Walküre‹,<br>›Siegfried‹, ›Götterdämmerung‹)<br>›Tristan und Isolde‹<br>›Die Meistersinger von Nürnberg‹ |
| Giuseppe Verdi<br>(1813–1901) | Oper:<br>›Otello‹<br>›Falstaff‹ |
| Frédéric Chopin<br>(1810–1849) | Klavierwerke:<br>24 Préludes op. 28<br>Ballade g-moll op. 23 |

| | |
|---|---|
| Modest P. Mussorgskij<br>(1839–1881) | Oper:<br>›Boris Godunow‹<br><br>Klavierwerke:<br>›Bilder einer Ausstellung‹ * |
| Peter Tschaikowsky<br>(1840–1893) | Symphonie Nr. 6 h-moll<br>(›Pathetique‹) |
| Nikolaj Rimskij-Korsakow<br>(1844–1908) | *Orchestersuite ›Scheherazade‹* |
| Bedřich Smetana<br>(1824–1884) | ›Die Moldau‹ * |
| Antonín Dvořák<br>(1841–1904) | Symphonie Nr. 9 e-moll<br>(›Aus der neuen Welt‹) * |
| Giacomo Puccini<br>(1858–1924) | Oper ›La Bohème‹ |
| George Bizet<br>(1838–1875) | Oper ›Carmen‹ |
| Claude Debussy<br>(1862–1918) | Orchesterwerke:<br>›La Mer‹<br>›Prélude à l'Après-midi d'un faune‹<br><br>Oper:<br>Pelléas et Mélisande<br><br>Klavierwerke:<br>24 Préludes |
| Maurice Ravel<br>(1875–1937) | ›Boléro‹ * |
| Hugo Wolf<br>(1860–1903) | Mörike-Lieder |
| Max Reger<br>(1873–1916) | Variationen und Fuge über ein Thema von Mozart op. 132 |

| | |
|---|---|
| Gustav Mahler (1860–1911) | Orchesterwerke: Symphonien Nr. 1 (D-Dur), 4 (G-Dur) und 9 (D-Dur) |
| | ›Das Lied von der Erde‹ |
| | Lieder: ›Lieder eines fahrenden Gesellen‹ |
| Richard Strauss (1864–1949) | Oper: ›Elektra‹ ›Der Rosenkavalier‹ |
| | Orchesterwerke: ›Don Juan‹ |
| | Lieder: *Vier letzte Lieder* |
| Charles Ives (1874–1954) | ›The Unanswered Question‹ (für Kammerensemble) |
| Edgar Varèse (1883–1965) | ›Ionisation‹ (für Schlagzeugensemble) |
| Arnold Schönberg (1874–1951) | Streichsextett ›Verklärte Nacht‹ op. 4 |
| | Kammersymphonie op. 9 |
| | Drei Klavierstücke op. 11 |
| | 15 Lieder nach Stefan George op. 15 |
| | Fünf Orchesterstücke op. 16 (mindestens: Nr. 3 ›Farben‹) |
| Alban Berg (1885–1935) | Oper ›Wozzeck‹ |
| | Lyrische Suite für Streichquartett |
| | Violinkonzert |
| Anton Webern (1883–1945) | Sechs Bagatellen für Streichquartett op. 9 |

| | |
|---|---|
| | Symphonie op. 21 |
| Igor Strawinsky (1882–1971) | ›L'oiseau de feu‹ (›Der Feuervogel‹) |
| | ›Le sacre du printemps‹ (›Das Frühlingsopfer‹) |
| | ›L'Histoire du soldat‹ (›Geschichte vom Soldaten‹) |
| | ›Symphonie de psaumes‹ (›Psalmen-Symphonie‹) |
| Béla Bartók (1881–1945) | Musik für Saiteninstrumente, Schlagzeug und Celesta |
| | Streichquartett Nr. 5 |
| | ›Mikrokosmos‹ * (mindestens: Heft 6) |
| Paul Hindemith (1895–1963) | Symphonie ›Mathis der Maler‹ |
| | Kammermusik Nr. 1 für kleines Orchester op. 24 Nr. 1 |
| | ›1922‹ Suite für Klavier op. 26 |
| | 2. Streichquartett |
| Kurt Weill (1900–1950) | ›Die Dreigroschenoper‹ * |
| Carl Orff (1895–1982) | ›Carmina burana‹ * |
| Olivier Messiaen (geb. 1908) | Orgelwerke (Auswahl) |
| Benjamin Britten (1913–1976) | *›War Requiem‹* |
| Pierre Boulez (geb. 1925) | ›Le marteau sans maître‹ für Alt und 6 Instrumente |

| | |
|---|---|
| Pierre Schaeffer (geb. 1910) / Pierre Henry (geb. 1927) | ›*Symphonie pour un homme seul*‹ |
| John Cage (geb. 1912) | *Song books 1–2* |
| Witold Lutosławski (geb. 1913) | *Livre pour orchestre* |
| Krzysztof Penderecki (geb. 1933) | Lukas-Passion |
| Luigi Nono (geb. 1924) | ›*La fabbrica illuminata*‹ *für Singstimme und Tonband* |
| Luciano Berio (geb. 1925) | *Sinfonia für 8 Singstimmen und Orchester* |
| György Ligeti (geb. 1923) | ›Atmosphères‹ für Orchester |
| Mauricio Kagel (geb. 1931) | ›*Match*‹ *für drei Spieler* |
| Bernd Alois Zimmermann (1918–1970) | Oper ›Die Soldaten‹ |
| Karlheinz Stockhausen (geb. 1928) | ›Gruppen‹ für drei Orchester |

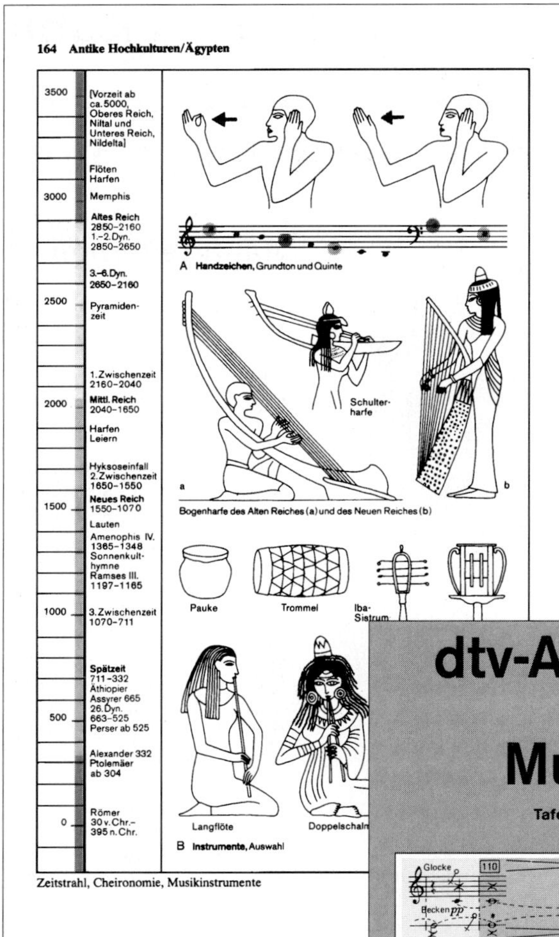
164 Antike Hochkulturen/Ägypten
3500
[Vorzeit ab ca. 5000, Oberes Reich, Niltal und Unteres Reich, Nildelta]
Flöten Harfen
3000
Memphis
Altes Reich 2850–2160
1.–2. Dyn. 2850–2650
3.–6. Dyn. 2650–2160
2500
Pyramidenzeit
1. Zwischenzeit 2160–2040
2000
Mittl. Reich 2040–1650
Harfen Leiern
Hyksoseinfall
2. Zwischenzeit 1650–1550
1500
Neues Reich 1550–1070
Lauten
Amenophis IV. 1365–1348
Sonnenkult-hymne
Ramses III. 1197–1165
1000
3. Zwischenzeit 1070–711
Spätzeit 711–332
Äthiopier
Assyrer 665
26. Dyn. 663–525
500
Perser ab 525
Alexander 332
Ptolemäer ab 304
0
Römer 30 v. Chr.–395 n. Chr.
A Handzeichen, Grundton und Quinte
a
Schulter-harfe
b
Bogenharfe des Alten Reiches (a) und des Neuen Reiches (b)
Pauke
Trommel
Iba-Sistrum
Langflöte
Doppelschalm
B Instrumente, Auswahl
Zeitstrahl, Cheironomie, Musikinstrumente

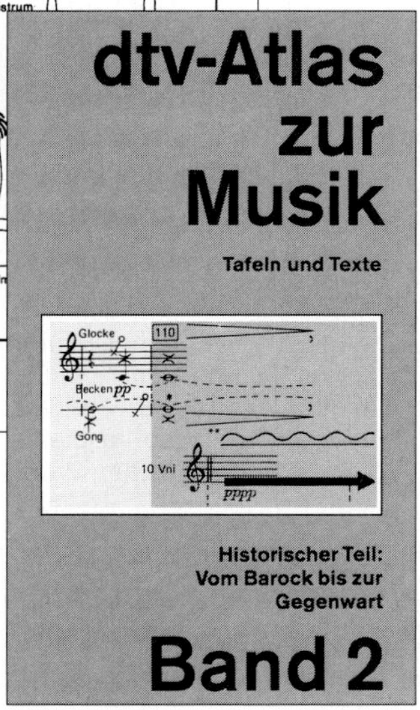
dtv-Atlas zur Musik
Tafeln und Texte
Glocke
110
Becken pp
Gong
10 Vni
pppp
Historischer Teil: Vom Barock bis zur Gegenwart
Band 2